河南省卫生健康委员会立项资助项目

U0325493

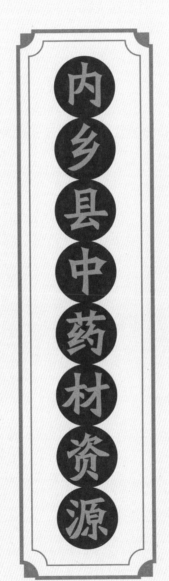

内乡县中药材资源

主编 许文振

郑州大学出版社

图书在版编目（CIP）数据

内乡县中药材资源／许文振主编. — 郑州：郑州大学出版社，2022. 3
ISBN 978-7-5645-8562-4

Ⅰ. ①内… Ⅱ. ①许… Ⅲ. ①中药资源 - 资源调查 - 内乡县
Ⅳ. ①R281. 4

中国版本图书馆 CIP 数据核字（2022）第 040070 号

内乡县中药材资源

NEIXIANGXIAN ZHONGYAOCAI ZIYUAN

策划编辑	苗 萱	封面设计	胡晓晨
助理策划	张 楠	版式设计	胡晓晨
责任编辑	刘 莉　张馨文	责任监制	凌 青　李瑞卿
责任校对	张 楠		

出版发行	郑州大学出版社	地　址	郑州市大学路 40 号（450052）
出 版 人	孙保营	网　址	http://www.zzup.cn
经　销	全国新华书店	发行电话	0371-66966070
印　刷	河南文华印务有限公司		
开　本	710 mm×1 010 mm　1 / 16		
印　张	15.75	字　数	284 千字
版　次	2022 年 3 月第 1 版	印　次	2022 年 3 月第 1 次印刷

书　号	ISBN 978-7-5645-8562-4	定　价	69.00 元

编审委员会

编写委员会

主　编　许文振

副主编　赵　兵　孙鹏远　王明武

　　　　刘桂丽　李世芳

编　委　(以姓氏笔画为序)

　　　　王明武　冯玉红　朱慧芳

　　　　刘桂丽　许文振　孙鹏远

　　　　李　珂　李世芳　张　杰

　　　　赵　兵　胡寒黎　谢成国

序言

中医药是中华民族的伟大创造,是中华传统文化的瑰宝,为中华民族繁衍生息做出了巨大贡献,对世界文明进步产生了重大积极影响。中医药在防治常见病、多发病、慢性病、重大疾病和新发传染病方面具有独特优势和价值,特别是在全国抗击新型冠状病毒肺炎疫情期间,中医药发挥了它巨大的优势,得到了广大人民的认可。党和政府历来都十分重视中医药工作,特别是党的十八大以来,以习近平同志为核心的党中央把中医药工作摆在更加突出的位置,中医药改革发展取得显著成绩。同时也要看到,中医药发展基础和人才建设还比较薄弱,中药材质量良莠不齐,中医药传承不足、创新不够、作用发挥不充分,因此迫切需要深入实施《中华人民共和国中医药法》,促进中医药传统文化和技能的传承和发展。作为医圣故里传人,我们应该更加坚定中医药文化自信,深入学习贯彻习总书记关于中医药传承发展方面的指示精神,搞好中医药的传承和创新,把老祖宗留给我们的中医药事业传承下去,发扬光大!

我国是一个中药材资源十分丰富的国家。据统计,临床应用的中草药达5 000多种,进入商品流通的有1 000多种,常用中药材也有500~600多种。河南是中医药文化的重要发源地之一,也是传统的中药材生产大省,中药种类和储量一直处于国内领先地位。

作为张仲景故里的内乡县,位于河南省西南部,伏牛山南麓,南阳盆地西沿,东经111°34′~112°09′,北纬32°49′~33°36′,地处暖温带向北亚热带过渡地带,属北亚热带黄棕壤地带,为亚热带季风性气候,具有明显的过渡气候特征。伏牛山脉是我国地理气候分界岭——秦岭山脉的余脉,山势连绵,高峻雄伟,林海苍茫,岚气弥漫。境内动、植物种群多样,中药材资源极为丰富。葛根、柴胡、连翘、山茱萸、丹参、威灵仙、茜草、蜈蚣、全蝎等一百余种道地药材享誉全国。在明、清、民国时期，马山口镇就是豫西南重要的中药材集散地，码头舟船穿梭，商贾云集，流转大宗药材品种达300种以上，辐射湖北、陕西、河南。中华人民共和国成立后，党和政府非常重视中药材人工培育生产，先后投资在夏馆种植山茱萸，在七里坪三道河种植厚朴、山药、丹皮、辛夷、天麻，在师岗江家村引种金银花。至20世纪80年代初，逐步形成了北部山区(夏馆、板场、七里坪、马山口)茱萸、杜仲、厚朴生产基地；中部平原(赵店、赤眉、湍东、大桥)湍河沿岸麦冬生产基地；七里坪靳河、余关梁坪、赤眉杨店、板场双庙等村的山楂生产基地；西南山区岈岖王井、湍东清凉庙和赵沟等村的桔梗生产基地；师岗江家村的金银花生产基地。在桃溪、岈岖还建立有全蝎、蜈蚣等野生动物保护发展区。

但是，当前野生中药资源已遭"竭泽而渔"，道地药材亦面临严重的资源短缺，发展规模化、标准化的中药材种植、养殖，已是当下的重中之重。近年来，县委县政府把中药产业作为县域经济发展的重要组成部分，加大政策倾斜和资金投入，谋划实施了中药材物流基地、金银花等道地药材规模化种植基地等，重塑县域道地药材品牌，取得了一定成效。

多年来，内乡县中医院一直参与全县中药材资源普查和对中药材种植、存储加工等的实地勘察，三代药师和十余名药工的工作实践，3次全国中药材普查、2次地方中药材种植调研，积累了丰富的经验，掌握了大量第一手资料。今年适逢习总书记到南阳视察，对中医药工作做出了重要指示，南阳市委、市政府贯彻落实总书记指示精神，做出打造"全球中医圣地、全国中医高地、世界中医药名都"的重大决策。内乡县中医院组织专业人员，对既往掌握的资料和经验进行总结整理，编纂了《内乡县中药材资源》一书。书中收集内乡县域内道地药材126种，详细介绍了内乡道地中药材的来源、入药部位、生长习性、种植技术、采摘、加工、贮存、气候及土壤成分分析等，系统地展示了内乡中药材资源及其产业发展的历程和相关研究，内容丰富、资料翔实、图文并茂、贴合实际，具有一定的科研学术指导价值，为广大中药材种植户、企业及中医药爱好者提供了实践参考，必将为全县中医药产业发展起到积极作用。在此我们代表内乡县委、县政府向参与此书编写的工作人员及为此书提供资料的专家、学者、单位和个人表示衷心感谢！

近年来，内乡县委、县政府抢抓机遇、积极担当，带领全县70万人民，扩大开放、锐意拼搏、务实创新，实现了内乡县域经济社会发展由跟跑、并跑到领跑的关键性跨越和历史性转变；由宛西的"经济洼地"完成"头部带动型"的涅槃嬗变，全面开启了县域经济高质量和均衡发展进程。中医药战线上的同志们，要不负习总书记重托，利用天时、地利、人和，抢抓新的发展机遇，担负新的历史使命，把中医祖庭的独特优势继承好、利用好、发展好，锻造"仲景"品牌，开垦内乡中医药健康养生福地，为振翼腾飞的县域经济社会发展增彩添色。

内乡县县委书记

内乡县县长

2021 年 11 月

前言

　　内乡马山口镇,曾是全国中草药的四大集散地之一,辐射湖北、陕西、河南,以此为中心形成豫西南中药材市场。《张仲景伤寒杂病论》中的经方用药,均选自南阳道地药材。内乡中药材资源极为丰富,本区域一百余种道地中药材享誉全国,历经世代的传承沿袭,形成传统独特的中药材种植、加工、储存方法。适逢习总书记南阳之行对中医药发展做出重要指示,内乡县中医院的三代药师、十余名药工共同研究归纳,汇总了3次全国中药材普查及当地2次大规模中药材种植调研,结合60多年种植实践,撰写此书。

　　本书共8章,全面系统地阐述了当地道地药材的来源、入药部位、生长习性、种植技术、采收加工、贮存等。为豫西南道地药材产业发展提供科学指导并为进一步深入的学术研究提供参考。

　　本书重点介绍本地126种道地药材入药部位、功效、种植工艺及中药材的历史朔源及相关文化。同时,附加土壤、气候分析、环境评估,简述当地中医药特色文化与旅游、支柱产业及乡村振兴的融合发展,展示当地中医药文化的优秀传承,拓展了中药材产业发展的新思路。

　　我们在编写此书时,主要结合数代传承和当地种植经验和心得,荟萃国内先进信息,力求做到先进性、科学性和实用性的完美结合。但由于执编和编者的学识水平有限,加上面临的资料汇总量太大,种种不足和错误之处难免,诚望同仁专家和学者批评指正。

内乡县中医院党支部书记　许文振

2021 年 11 月

目录

一、根及根茎类

二、果实及种子类

六、皮类

七、茎木类

八、动物类

一、根及根茎类

（一）丹 参

❖ **来 源** 为唇形科植物丹参的干燥根。

❖ **入药部位** 干燥根。

❖ **功 效** 活血祛瘀,通经止痛,清心除烦,凉血消痈。

❖ **生长习性** 丹参为多年生直立草本,根肥厚,肉质,外红内白,茎直立,四棱形。喜气候温暖、湿润、阳光充足的环境,生长周期为 1～2 年,春季 2～3 月份种植,12 月中下旬采挖。丹参株返青后,3～4 月份茎叶生长较快,果实成熟后植株枯死,倒苗后重新长出新芽和叶片,进入第 2 次生长,母株一般生 3～5 个分株,从 4 月上旬开始分枝,并陆续抽出花茎,7～8 月份日照时间长,有利根部生长;秋季花茎少,只有春季的三分之一。

在年平均气温 15～17 ℃、平均相对湿度 77% 的条件下生长发育良好,在气温-5 ℃时,茎叶受冻害;地下根能耐寒,可露天越冬,幼苗期遇到高温干旱天气,生长停滞或死亡。丹参为深根植物,在土壤深厚、排水良好、中等肥力的沙质壤土中生长发育良好。土壤过于肥沃,参根生长不壮实;在水涝、排水不良的低洼地生长会烂根。土壤酸碱度近中性为好。丹参近几年需求量急增,价格上涨,产量高,便于管理,适宜在内乡县沙质土壤大面积种植。

❖ **种植技术**

1. 分根繁殖 作种栽用的丹参一般都留在地里,栽种时随挖随栽。选择直径 0.3 cm 左右,粗壮色红,无病虫害的一年生侧根于 2～3 月份栽种。也可在 11 月收获时选种栽植。按行距 30～45 cm、株距 25～30 cm 穴栽,穴深 3～4 cm,施猪粪尿,每亩 1 500～2 000 kg。栽时将选好的根条折成 4～6 cm 长的根段,边折边栽,根条向上,每穴栽 1～2 段。栽后随即覆土,一般厚度为 1.5 cm 左右。据生产实践,用根的头尾做栽出苗早,中段出苗迟,因此,要分别栽种,便于田间管理。木质化的母根作种栽,萌发力差,产量低,不宜采用。分根栽种要注意防冻,可盖稻草保暖。

2.扦插繁殖　取丹参地上茎,剪成 10 ~ 15 cm 的小段,剪除下部叶片,上部叶片剪去 1/2,随剪随插。在已做好的畦上,按行距 20 cm、株距 10 cm 开浅沟,然后将插条顺沟斜插,插条埋土 6 cm。扦插后要进行浇水、遮荫。待再生根长至 3 cm 左右,即可移植于田间。也有的将劈下带根的株条直接栽种,注意浇水,也能成活。

3.种子繁殖　①育苗移植:于 3 月进行条播,覆土 0.3 cm,播后浇水,加盖塑料薄膜,保持土壤湿润,约 15 d 左右出苗。②直播:于 4 月中旬播种,条播或穴播。穴播行株距同分根法,每穴播种子 5 ~ 10 粒;条播沟深 1 cm 左右,覆土 0.6 ~ 1 cm,亩播种量 0.5 kg 左右。如遇干旱。播前先浇透水再播种。播后半月出苗。苗高 6 cm 时进行间苗、定苗。

补苗宁早勿晚,使其尽快赶上已成活的苗,达到生长一致。中耕除草每年需要进行 3 ~ 4 次。除草方法可用人工锄草、拔草或机械除草,但不能用化学方法除草。丹参的花期为 5 ~ 6 月份。在不收取种子的情况下应及早摘掉花絮。丹参是一种喜钾、喜有机肥的植物,栽培时除施足底肥外,于第 2 年和第 3 年春季发芽后(4 月下旬)追施 1 次饼肥或优质腐熟农家肥。另外于每年的 3 月上旬及 7 月进行根外追肥,叶面喷洒叶面营养液和腐殖酸,每亩施用量 150 g。根外追肥叶面喷施应选在上午 10 时以前、下午 4 时以后进行,叶面喷洒要均匀,叶子正面、背面都要喷洒。

❖ **采收加工**　丹参为 2 ~ 3 年采收,丹参生长次年即可采集药材。采收时间为 12 月中旬地上部枯萎或翌年春萌发前。先将地上茎叶除去,在畦一端开一深沟使参根露出。顺畦向前挖出完整的根条,防止挖断。挖出后,剪去残茎。如需条丹参,可将直径 0.8 cm 以上的根条在母根处切下,顺条理齐,曝晒,不时翻动,七八成干时,扎成小把,再曝晒至干,装箱即成"条丹参"。如不分粗细,晒干去杂后装入麻袋则称"统丹参"。

❖ **相关图片**

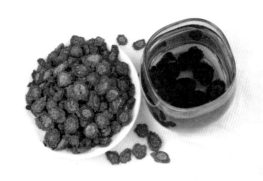

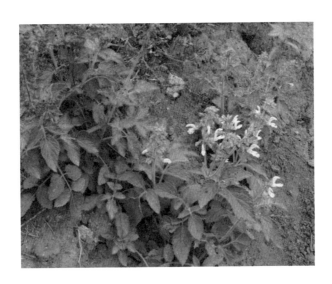

（二）麦 冬

❖ **来　　源**　为百合科植物麦冬的干燥块根。

❖ **入药部位**　干燥块根。

❖ **功　　效**　养阴生津,润肺清心。

❖ **生长习性**　麦冬为多年生草本植物,是一种药效较高的中药材,也可作为观赏植物种植于庭院、路边、景区。喜温暖湿润、降雨充沛的气候条件,5～30 ℃能正常生长,最适生长气温15～25 ℃,低于0 ℃或高于35 ℃生长停止。生长过程中需水量大,要求光照充足,尤其是块根膨大期,光照充

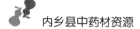

足才能促进块根的膨大。麦冬对土壤条件有特殊要求,宜于土质疏松、肥沃、湿润、排水良好的微碱性沙质壤土种植,种植土壤质地过硬影响须根的发生与生长,块根生长不好;沙性过重,土壤保水、保肥力弱,植株生长差,产量低。最适宜种植在河流冲积坝,适宜在内乡县湍河、默河等河流两岸沙质土壤大面积种植。

❖ **种植技术**

1. 选地整地　麦冬适宜在肥沃沙质壤土种植。在种植前要犁地及耙地各 3 次,必须做到深耕细耙,并拣净土中的石子、杂草等;然后使犁耙过疏松的田地,经太阳晒过几天,使之充分干燥(若潮湿,容易烂根),再下基肥,每亩施 2 500 ~ 3 000 kg 干粪或 1 500 ~ 2 000 kg 腐熟堆肥(草皮、草木灰、渣滓粪),这时再进行犁地 1 次,耙平后即准备下种。

2. 选种栽种　麦冬是用分株法繁殖。在清明后将麦冬挖出,摘掉块根,选择颜色深绿健壮的苗子,切去须根(以现出根莞的白心为止)作种,每亩地约需种苗 600 kg。行距 7 ~ 12 cm,株距 7 ~ 9 cm 进行定植,每穴内栽 3 ~ 5 株。栽种时必须在晴天,先用砌刀开沟,沟深 3.5 cm(过深苗心会被泥土压倒,过浅苗子容易倒伏)。栽苗时,苗子必须靠沟壁垂直,下端不能弯曲;如苗子下端弯曲,则靠沟壁一端的须根不能向泥土上生长,不长块根,就会大大减低产量。栽后用钉耙壅土,然后用锄头助推压 1 次,并用脚在两边行子中踩 1 ~ 2 次,使泥土略压紧,苗子才能直立稳固。

❖ **采收加工**

1. 采收　麦冬在栽后第 2 年或第 3 年的 4 月上中旬采收。选择晴天,用犁翻耕深 25 cm,使麦冬翻出,或用锄把一丛丛麦冬挖起,抖去泥土,切下块根和须根,分别放入箩筐内,置流水中搓淘净泥沙。

2. 加工　将洗净的麦冬摊放在晒场上曝晒,水气干后再用手轻揉搓,搓后再晒,反复多次,直至搓掉须根。再晒至全干,用筛子筛去杂质即可。若遇到阴雨天气,可用 40 ~ 50 ℃ 的文火烘 15 ~ 20 h,取出放几天,待内部水分向外渗,再烘至全干,筛去杂质,即成商品麦冬。

❖ 相关图片

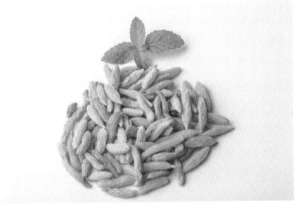

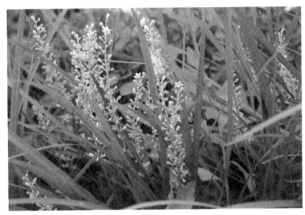

（三）白　芍

- ❖ **来　　源**　为毛茛科植物芍药的干燥根。
- ❖ **入药部位**　干燥根。
- ❖ **功　　效**　养血调经,敛阴止汗,柔肝止痛,平抑肝阳。
- ❖ **生长习性**　芍药是典型的温带植物,温暖的气候更适宜它的生长,在年平均气温 14～16 ℃,年平均相对湿度 70%～80% 生长发育好。土壤以沙质、疏松、肥沃、土层深厚的壤土为佳。芍药较耐旱,耐寒。白芍是常用中药,需求量大,适宜在内乡县沙质壤土、排水便利的地方大面积种植,同时白芍花个大、鲜艳,也是生态观光旅游的好项目。

❖ **种植技术**

1.选地整地 白芍宜种于排水便利、地势较平坦的细沙黄土和大岩黄土地;黏重土和岩砾土均不宜栽种。收获后即将土翻挖 50~67 cm 深,使土晒泡,第 2 次到 8 月复翻 1 次,拌牛粪或塘泥,沟泥 2 500~5 000 kg 作基肥。

2.选种 主要有以下几种。

(1)白花白蔸 蔸叶细,分枝少,根头粗圆,品质好。

(2)红花麻蔸 根粗壮而长,皮略带黑色,产量高。

(3)红花红蔸 根长而瘦,产量高。

(4)红花青蔸 苗短小,根多分枝。

其中以白花白蔸药效为最好,红花红蔸和红花麻蔸次之,红花青蔸最差。

3.栽种 白芍主要用分蔸繁殖(也可用种子繁殖)。当大暑前后收获白芍时,将蔸上的粗根加工白芍,留下老蔸和老蔸的幼芽作种。老蔸无芽的一节切去,用黄土埋栽 1 个月左右,发芽后又可作种。种芽以粗壮饱满有 2 个芽苞的为好。收种时,如果土地润湿,马上可以栽种。若当时雨水少,土太干,可将种根保藏在地窖或背风的房屋里,用润细黄土堆放至立秋处暑边,再行定植。栽种时 8~10 月份均可,但以 9~10 月份气候温和、土质滋润时为最好。栽种时用一短把锄头,挖一锄深,随即将种芽放下,栽的深度应保持幼芽在土面上 3 cm 左右,根系要伸直摆平,不能弯折,老苗应露出在外。株行距 43~50 cm,每蔸以 3 个芽种为好,如果 1 蔸只有 2 个芽,就需另配 1 个种栽在一起。栽好后踩紧土,并淋 1 次淡粪水。每亩栽 2 000~3 000 株,需种85~100 kg。

❖ **采收加工** 白芍 2~3 年采收,采收时以大暑前 4~5 d 采挖为最适宜。选择雨后天晴土壤湿润时,先齐地割去苗子,然后用耙头一行行翻挖,挖时注意不要伤断肉根。加工时,将采挖的白芍去掉毛须,选出种蔸,按大小分开堆放,用冷水洗干净(不能洗脱皮,否则变红色)。如果白芍晒蔫了,需放入冷水中浸 10~20 min,使其恢复原状,才不会起皱皮。洗好后,用大锅把水烧开,将白芍倒入锅内,水以盖到 4~7 cm 为宜,然后盖好锅盖,不断地加火。水开后,翻动 2~3 次,待水里出小气泡时,再抽一根白芍验看,若有 0.2 cm 厚的变了色,即捞起浸在冷水中。一锅水煮 3 次即要换水。浸后用竹片刨去粗皮,刨后,放入清水中洗干净进行烘烤,然后在太阳下晒2 d,摊放几天再晒,中午太阳猛烈时,用簟子盖 1 h,以免晒起皱皮。晒或炕至九成干时,用刀切去头尾,再晒至全干即成。

❖ 相关图片

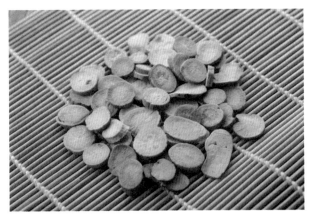

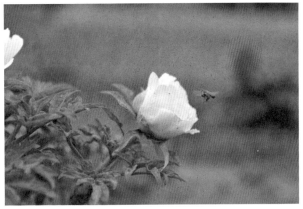

（四）山 药

❖ **来　　源**　为薯蓣科植物薯蓣的根茎。

❖ **入药部位**　根茎。

❖ **功　　效**　补脾养胃,生津益肺,补肾涩精。

❖ **生长习性**　薯蓣为缠绕草质藤本,生长期长,一年一茬。块茎于 10 ℃时开始萌动,茎叶生长适宜温度为 25～28 ℃,块茎生长适宜的温度为 20～24 ℃,对土壤要求不严,但以土质肥沃、保水力强、土层深厚的沙质壤土最宜。薯蓣忌连作,须隔 3～5 年方可种植。山药药食两用,是四大怀药之一,现需求量大,适宜在内乡县大面积种植。

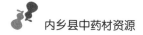

❖ **种植技术**

1. 选地整地 山药为深根作物,宜选择地势平坦及土层深厚、疏松、肥沃、透气性强、排水良好的沙质壤土。忌连作,一般间隔 3~5 年种 1 次。选好地后进行深翻、细耙、整平,结合深耕施足底肥。然后起垄或做高畦、平畦,一般垄宽 40~50 cm,畦宽 100~120 cm,畦长视地形而定。

2. 选种 一般在收获山药时,选择粗壮而无病害的根茎,于芦头 7~15 cm 处折断,切成长 10~15 cm 段,切口粘上草木灰,以使切口愈合,置通风处晾 4~5 d 后,储藏于沙中,备作种用。

3. 栽植 一般于春分至清明前后栽种。珠芽(零余子)作种栽的多采用高畦或垄作栽种,畦按行距 20~25 cm 开沟,沟深 6~10 cm,垄作栽种的于垄上开浅沟,两法均按株距 10 cm 下 2~3 个珠芽,然后覆土,种后浇水或盖上一层草,使土壤保墒。当年秋季挖出作种栽。芦头作种栽的多采用垄作或平畦栽种,垄作的于垄上开沟种植,畦作的按行距 30~45 cm,沟深 15 cm,宽 15 cm,可种双行或单行。芦头顺序平放于沟内,若双行可摆成人字形,使芦头在沟之中线的两旁,相距 3 cm。栽后施粪土或覆土,稍加填压,然后浇水或盖上一层草即可。有的产地为了加工光山药,多采用穴栽,即于种植前用木棍或铁锨打洞,洞口直径 2~5 cm,深 40~100 cm,洞内填细沙或谷壳,待下沉后栽种,并将种栽的根芽对准沙土,然后覆土。

❖ **采收加工**

1. 采收 通常在山药地上部分枯萎或半枯萎时采挖,用芦头栽种的当年收获,用珠芽(零余子)种植的第 2 年收获。采挖时间一般在 10 月下旬,采收前拆去支架,割去藤茎,于垄(畦)的一端,开始顺行深挖,要注意防止损伤根茎。挖出后,除净泥土,折下芦头储藏作种,其余部分加工成商品。

2. 加工

(1)毛山药 将折下芦头的鲜山药用竹刀刮去外皮,用清水洗,晒干或炕干即可。

(2)光山药 传统加工方法可分为两个阶段。①挑选,浸泡。即加工前选无损伤、冻伤、霉变、空心的优质毛山药,洗净泥沙,放入水中浸泡 24 h 左右,以浸透为度。②搓、拥、打磨。即先将闷软的光山药搓圆、搓直,稍晾干后,再闷软、搓第 2 次,并用刀将光山药的两端切齐,削去疙瘩,修好个体。搓时要保证光山药的规格,搓、拥同时进行,直至体表圆而光滑,粗细均匀为止;打磨是将光山药往水里蘸一下,轻轻地刮去一层外皮,晾晒至干,然后用铜锣打磨,使表面光亮,两端用铁锉锉平,即成光山药。

❖ 相关图片

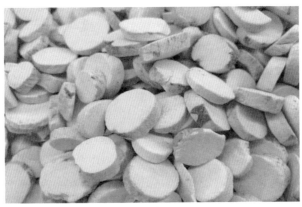

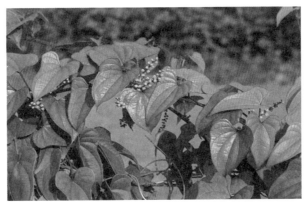

（五）白　芷

❖ **来　　源**　为伞形科植物白芷或杭白芷的干燥根。

❖ **入药部位**　干燥根。

❖ **功　　效**　解表散寒,祛风止痛,宣通鼻窍,燥湿止带,消肿排脓。

❖ **生长习性**　白芷为多年生高大草本,根圆柱形,有浓烈香气,茎粗壮,带紫色,中空,花期7~8月份,果期8~9月份。白芷喜温暖湿润气候,适应性强,耐寒,喜水,不耐旱;在地势平坦、土层深厚、湿润的腐殖土或沙质壤土上生长良好。白芷忌连作。白芷是喜肥作物,但苗期肥水供应过多,容易导致早抽薹。所以,苗期一般不追肥或少施肥,5月上旬以后进入植株生长旺盛期,才开始追肥浇水。基肥或种肥的施用量不宜过多,以免生长过旺,引起早抽薹。白芷对土壤要求不高,适宜在内乡县大面积种植。

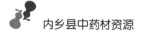

❖ **种植技术**

1.选土整地　白芷适宜在土层深厚的黄泥壤土种植。整地时,每亩施用腐熟厩肥2 500～5 000 kg,犁耙2～3次,再深挖24～30 cm,使土粒充分细碎,然后耙平,做成方形或宽100～120 cm的畦,并开好排水沟,以备播种。

2.播种　白芷用种子繁殖,于8月下旬至9月初播种。①条播:先于整好的畦面开20 cm宽、2～3 cm深的小沟,每亩用种子1 kg左右,种子的排列要播成一条线,每粒籽距0.5～1 cm,然后轻轻盖土。种子播下土后,盖一层土灰,再于土灰上盖老糠壳,防雨水冲击而流失,以利种子安全生长。②穴播法:先用绳子拉成宽380 cm的行子,按株距9～12 cm,用锄头挖成浅窝,种子与堆肥灰均匀拌和(亩用堆肥400～500 kg),或拌以泥土堆放2～3 d,这样可提早出苗。然后每窝播一小撮,使种子在浅窝中均匀分布,再用锄头轻轻压紧,使种子与泥土密接。一般在播种后20～30 d出苗。如种子入土太深、覆土过厚或未与泥土密接,均不易发芽出苗。

❖ **采收加工**　采挖时间以栽后第2年大暑后5～7 d为宜。在晴天,先用镰刀把距地面6～10 cm的枯萎根叶割掉,然后用圆形四齿耙深挖,翻出白芷,抖去泥土,去掉茎叶根须,放在篾折上摊开暴晒。晒时切忌沾水、沾雨和堆积,否则会黑心变质。同时须连续晒干,不能间歇,如遇雨天可烘干。

❖ **相关图片**

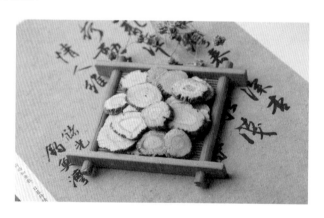

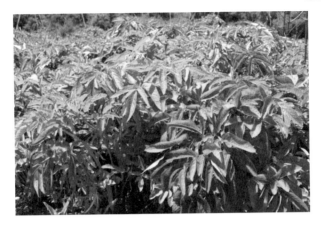

（六）虎　杖

❖ **来　　源**　为蓼科植物虎杖的干燥根茎和根。

❖ **入药部位**　干燥根茎和根。

❖ **功　　效**　利湿退黄，清热解毒，散瘀止痛，止咳化痰。

❖ **生长习性**　虎杖为多年生草本植物，适应性广，喜温和湿润环境，不怕涝，耐寒。对土壤要求不严，一般土壤均可栽培，但在疏松、肥沃的土壤生长较好。虎杖对土壤要求不高，内乡县全县均可种植。

❖ **种植技术**

1. 选地整地　虎杖的根系发达，耐寒和耐旱力强，对于土壤的要求不高。但是不适宜种植在低洼易涝地。选好种植地后，先将土壤翻耕 20 ~ 25 cm，除净较大的石块，将大的土块打散，再将每亩施入充分腐熟的厩肥 1 500 ~ 2 000 kg 作为基肥。施肥后要与 5 ~ 10 cm 的土层搅拌均匀，再做高畦，要求畦高 15 ~ 20 cm、宽 50 ~ 55 cm。

2. 繁殖方法　虎杖繁殖方法一般是种子和根茎繁殖，但是种子繁殖从播种到收获需要较长的时间，而且种子的发芽率较低，繁殖速度慢，所以在生产时大多使用根茎繁殖。根茎繁殖还有材料易得、移栽易成活、见效快的特点。将植株的根系挖出，将其分成几段，每段上要带有 2 ~ 3 个芽眼。在畦面上开穴或开沟栽种，栽种后覆土浇水即可。

3. 田间管理　在幼苗出土后，要结合除草做好中耕。

❖ **采收加工**　春、秋二季采挖，除去须根，洗净，趁鲜切短段或厚片，晒干。将原药用水浸洗，去泥屑，捞起，闷润，每天淋水 1 ~ 2 次，夏、秋季润 8 ~

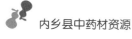

12 h,冬、春季润 2 ~ 3 d,变软切成厚度为 0.2 ~ 0.25 cm 薄片,晒干。或产地加工成片,筛去灰屑即可。

❖ 相关图片

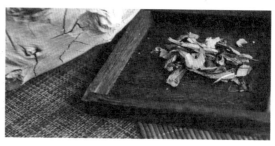

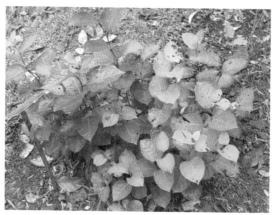

（七）商　陆

❖ 来　　源　为商陆科植物商陆或垂序商陆的干燥根。

❖ 入药部位　干燥根。

❖ 功　　效　逐水消肿,通利二便;外用解毒散结。

❖ 生长习性　商陆为多年生草本植物,高 1 ~ 2 m,根粗壮而肥大,呈倒圆锥形,茎直立,圆柱形,带紫红色;喜温暖、阴湿环境,适宜在疏松、肥沃的沙质壤土种植,花期 6 ~ 8 月份。其宜于宅旁、坡地和阴湿隙地种植,用播种或分株法繁殖。野生商陆在内乡县随处可见,适宜大面积种植。

❖ 种植技术

1. 整地与施肥　选地势高、排水好的田块,精耕细作。结合整地,施足积肥,每亩施土杂肥 5 000 kg、尿素 20 kg、磷钾肥 50 kg。然后做畦,等待播种。

2. 繁殖方法 一般可采用种子直播和肉质根定植 2 种。播种商陆用种子繁殖,播种期为春播,在清明前后。

(1)种子繁殖 速度快,可直播或育苗移栽,直播于 2 月下旬进行播种。作为护壁绿肥,于梯地壁上以株行距 1.0 m×1.5 m 开浅穴播种,每穴 8~10 粒(其种子萌发率为 70%~80%),播后盖土 1~2 cm,盖焦泥灰则效果更好。播后 20~25 d 出苗,苗高 10~15 cm 时留苗,每穴留苗 1~2 株。育苗移栽,可先在宽约 1 m 的畦面播种,然后覆一层薄草,等到苗高 10 cm 以上时,于阴天或午后移栽。

(2)肉质根定植 于 11 月中旬至 12 月中旬宿根未萌芽时选取有芽跟的肉质根定植,选有芽跟的部位切扶,每块留芽跟 3~4 个切口,抹草木灰,即可按株行距 40 cm×40 cm 规格播种,覆土 3~4 cm,再施优质农肥盖塘保湿。酌情浇出苗水。商陆于 6~8 月份开花,除留种者外,将花苔全部剪掉,减少养分消耗。

❖ 采收加工 商陆一般于播种后 2~3 年收获。于秋后,地上茎叶枯萎后采收,先割去地上茎叶,再刨出地下根,去净泥土,晒干即可入药出售。

❖ 相关图片

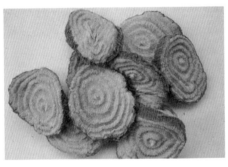

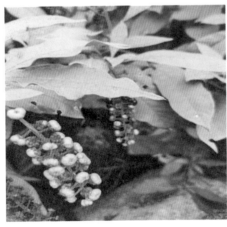

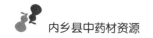

（八）白　术

❖ **来　源**　为菊科植物白术的干燥根茎。

❖ **入药部位**　干燥根茎。

❖ **功　效**　健脾益气,燥湿利水,止汗,安胎。

❖ **生长习性**　白术为多年生草本植物,喜凉爽气候;怕高温多湿,以湿润气候为宜,怕涝;喜向阳的环境;以排水良好及土层深厚、疏松、较肥沃的沙质壤土栽培为佳。适宜在内乡县海拔较高的七里坪、夏馆、板场、马山、峤岖、桃溪等乡镇种植。

❖ **种植技术**　现在采用2年收的方式,此法须先一年育苗种"子药",即播种育出的苗茎,以备移栽种植。

1.育苗　培育好"子药"是保证白术丰产的重要一环。须注意做到以下几点。

（1）选地整地　白术最忌高温多湿,苗床须选择未种过作物的黄泥地,既要干爽阴凉,又要经得干旱,不生草,最好是选择有天然荫蔽、朝东背西的地方做苗床。整地时要犁得早、耕得深,一般应在头年冬天进行,深度保持在 13.5～17 cm,捡净杂草,使土壤充分风化。播种前要细耙,做成 100～135 cm 宽、27 cm 高、230～264 cm 长的厢,再用凳子压紧一下。

（2）播种　春分后至清明前选择阴天或晴天播种,每亩播种 4～5 kg,播种时要稀、要匀。播后每亩施放石膏粉 10～15 kg,然后盖上 3～4 cm 厚的火土灰,上面覆盖一层稻草,这样一不板土,二不生草,三又耐旱。

（3）除草　种子下土后,10～15 d 就会生苗,这时应注意见草就拔,不让草长起势。扯草时应注意不要带动幼苗,否则幼苗会死亡。

（4）收种储藏　子苗到立冬初,叶色褪黄时就要挖。收挖时应将好的和有病害的分别收放,注意不要伤皮,不能见太阳。收回后用小刀切去苗口,去掉须根,堆在地板上吹干水分,然后储藏。储藏办法为,先将松软、不干不湿的黄泥土铺在地板上,厚 7～10 cm,上面均匀铺 23～27 cm 厚的子药,然后一层一层地加上去,将门密闭,用纸封去空隙。

2.移栽　白术适宜在排水好、松软的壤土生长。

（1）精细整地　霜降时开始整地,先捡清田里或地上的枯枝杂草,深耕 13.5～17 cm,使下层泥土经霜冻变得松软,第 1 次要耙细、耙平,一直使泥土上下层没有较大的泥块,一般需经过 2 犁 8 耙。整地后就进行开厢子,厢子呈南北向,厢宽 135~170 cm,大田长 82~100 cm,小田可长一些,厢与厢的沟宽 33 cm,深 23~27 cm。田大应多切腰沟和四周沟,宽以 46 cm 左右为宜,深度为 50 cm,采沟还要深些,然后再平厢,厢子应稍带猪背形,栽在山坡的要开横厢,使厢子呈梯形,以免雨水冲刷。

(2)施足底肥　底肥以每亩施放枯饼 100~120 kg,施放前充分腐烂发酵,可混合施用,施肥时先将厢子开成 29 cm 宽的横行或碾槽形(即 V 字形),深 16.5 cm,把肥拌匀放于小沟里,再以沟泥覆盖。

(3)移种　种白术的季节很长,从第 1 年的 12 月到第 2 年 2~3 月都可种植。第 1 年种(立春前)的先长蔸后长苗,抗旱、抗病力强些;立春后栽的先长苗后长蔸,抗旱、抗病力差些,所以种植季节宜早不宜迟。施好肥料后 3~4 d,即可下种,在原先小行埂子上,每隔 30 cm 开小沟,小沟呈 V 字形,一边正,一边斜,深 10 cm 左右,这样使肥料与种蔸隔开,不致烧坏种苗和传染病菌,然后在种沟内将子药(苗茎)靠正面放好,每行 5 蔸,放时青禾口向上,要正、要匀,子药太长的可稍斜一点,千万不能图快。靠上边应留 8 cm 余地,以免苗子根部长出土外,不耐旱,并且中耕除草时不会锄坏根部。子药放好后,上面粘些石膏粉(每亩约 12.5 kg),将本土堆平覆盖,再盖细黄泥 2.5~3.3 cm 厚,上面再盖一层稻草或切细的稻草。在下种前应注意选种,以大小一致的、健壮无病害的作种。有病斑、种是黑的、无生气、皮皱缩和霜风吹坏的种应剔出;侧芽多时须拔掉,只留 1 个主苗。每亩需种子中等的 12.5 kg 左右,大的 15 kg,小的 10 kg。

❖ 采收加工　白术收获不宜早,一般在立冬前后,苗叶渐渐褪黄,开始收获。如果收挖太早,产量品质均受影响。收时要选择晴天,用手连蔸拔,如拔不动,可用铁锹或锄头挖出。收回后,除去须根,烘干、炕干后用篾荡子(撞白术的一种工具),两人抬着互撞,撞到外皮光滑、干净即成。

❖ 相关图片

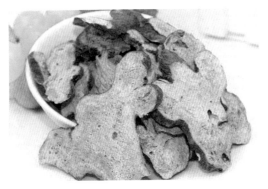

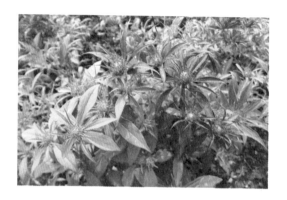

（九）茜　草

❖ **来　　源**　为茜草科植物茜草的干燥根及根茎。

❖ **入药部位**　干燥根及根茎。

❖ **功　　效**　凉血，祛瘀，止血，通经。

❖ **生长习性**　茜草属多年生草质攀援藤木，支根数条或数十条，喜凉爽气候和较湿润的环境，耐寒，怕积水。土壤以疏松、肥沃、深厚、湿润、含腐殖质丰富的壤土为好，最好为富含有机质的沙质壤土。茜草常生于山坡岩石旁或沟边草丛或灌丛中，常见于山坡路旁、沟沿、田边、灌丛及林缘。适宜在内乡县大部分乡镇种植。

❖ **种植技术**　种植前先将杂草残株清除干净，再结合深翻，每亩施入土杂肥 3 000 kg、氮磷钾肥 50～80 kg，再做畦，方便排水。前茬可通过种子和扦插进行繁殖，其中播种又可分为春播和秋播，春播在清明前后，秋播在封冻前。播种时在畦面上开浅沟，将种子撒入沟中，然后覆土浇水、保墒，沟距30 cm，每亩播种 3 kg。扦插选择生长健壮、发育良好、无病虫害的茎蔓，将其按每 2～3 节剪成插条，按株行距为 10 cm×5 cm 插入土中，然后浇水、保墒、遮荫。

❖ **采收加工**　春、秋二季均可采挖，一般在清明前后或 8～10 月份间采挖，以秋季采者质佳。挖出根后，除去茎苗，洗净泥土，晒干或晾干。

❖ 相关图片

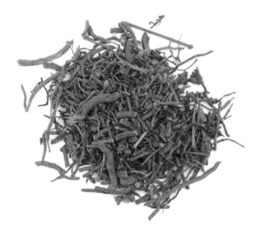

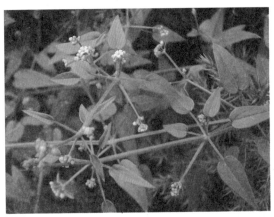

（十）威灵仙

❖ **来　　源**　为毛茛科植物威灵仙、棉团铁线莲或东北铁线莲的干燥根和根茎。

❖ **入药部位**　干燥根和根茎。

❖ **功　　效**　祛风湿，通经络。

❖ **生长习性**　威灵仙适合生长的温度为 25~30 ℃，怕积水，喜温暖、半阴天的生长环境。适宜在内乡县含腐殖质的山坡、林缘种植，近几年威灵仙需求量急增，价格上涨。

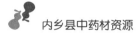

❖ **种植技术** 威灵仙种植选择背阳、日照时间较短、土壤较深厚的地块,深耕耙细,起畦。结合整地,施足基肥。每亩施土杂肥 3 000 kg,含氮、磷、钾各 15% 的复合肥 50 kg。

1. 育苗移栽 春天用撒播法育苗,覆土不超过 1 cm 厚,然后用稻草盖畦面,在适温、适湿下,约半个月出苗。出苗后 50 ~ 60 d 移栽定植。

2. 根芽移栽 春天根芽未萌动前用刀切取根芽,然后株行距为 30 cm×40 cm 直接移栽于大田。

❖ **采收加工** 威灵仙以根入药。栽后 2 年于秋、冬两季挖取根部,一般于立秋前后采挖为佳,除去茎叶,洗净泥土,切段后晒干。

❖ **相关图片**

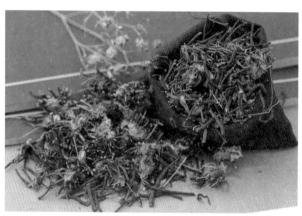

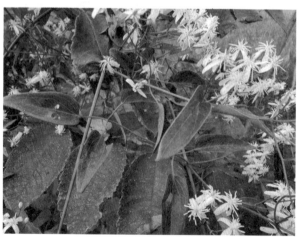

(十一)北柴胡

❖ 来　　源　为伞形科柴胡或狭叶柴胡的干燥根。

❖ 入药部位　干燥根。

❖ 功　　效　疏散退热,疏肝解郁,升举阳气。

❖ 生长习性　柴胡为多年生草本,主根粗大,具特殊气味。喜肥,对土壤的要求不十分严格。耐肥性较强,疏松、肥沃和深厚的土层是其生长发育的必要条件。宜选择地势平坦、灌溉方便、排水良好,含腐殖质较多、有机质含量较高的疏松、肥沃的壤土和沙质壤土。内乡县种植的柴胡为道地北柴胡,药用价值高,市场需求量大,适宜在内乡县大面积种植。

❖ 种植技术

1.选地整地　选择向阳平缓山坡及平坦农田种植。土壤以沙质土壤及土层深厚的腐殖质土为主。选地后深翻、耙平,做高畦,畦面 1 m,畦高 2 cm。

2.种植方法

(1)选种育苗　在 2 年以上的植株上采种,选饱满成熟的种子,种前用 1 000 倍多菌灵浸种 10 ~ 15 min,或 60 ~ 65 ℃水浸种 2 h。选向阳的地块或做成阳畦,于 3 月上旬至 4 月下旬期间播种,条播或撒播均可。①条播:行距 1 cm,划小浅沟,将种子均匀撒入沟内,覆土盖严,稍作镇压,用喷壶洒水,或者先向阳畦上灌水,待水渗下后再行播种,均匀的撒完种子后,用竹筛撒上一层细土覆盖畦面,播种畦上可盖塑料薄膜或盖层草帘,有利于保温保湿,可加速种子出芽、出苗。待苗高 5 ~ 7 cm 时即可挖取带土坨的秧苗,定植到大田里,定植后,要及时浇水。待定植苗生出新根、叶片开始扩展的时候,轻轻松土 1 次,做好保墒保苗工作是创造高产的关键。②撒播:在畦面上做槽,将种子均匀撒于畦面。按行距 10 cm 开沟撒播种子,并用筛出的细堆肥与细土混合覆盖,厚度为 0.5 ~ 1 cm,然后浇水,覆盖地膜。5 月下旬,当根头部长 2 ~ 3 mm、根长达 5 ~ 6 cm 时即可进行移栽。移栽前苗床要适当浇水,然后将苗挖出,选粗壮无病菌,随挖随栽,以行距 25 cm、株距 10 cm 为宜。定植穴呈齿锯交错状,不宜栽得过深或过浅,植后立即浇水。

(2)种子繁殖　人工栽培时采取直播方式或育苗移栽,当大面积生产时多采用直播,直播期多在冬季结冻前或春季。春播于 3 月下旬至 4 月中旬,秋播于 10 月。播时先按 15 ~ 20 cm 的行距划行开沟,沟深 1 ~ 2 cm,将种子撒入沟内,覆土 1 ~ 1.5 cm 厚,稍镇压后浇水,播种量每亩 1.5 kg 左右。

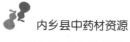
播后注意土壤湿润,以利出苗,一般秋播较春播出苗齐。出苗前保持畦面湿润,出苗后要经常锄草松土,苗高 5～7 cm 时进行间苗,待苗高 10 cm 以上时,按 5～7 cm 株距定苗,苗长到 15～20 cm 高时,每亩追施磷酸二铵12.5 kg,尿素7.5 kg。播种前每亩施堆肥 3 000 kg 或过磷酸钙 20 kg。柴胡种子萌发期长,为防止地面干燥,可在苗床上覆少量麦秸或稻壳,以利于苗的生长。

❖ **采收加工**　播种后生长 2 年即可采挖。采挖期在秋季植株开始枯萎时或春季新梢未长出前,采挖后除去残茎,抖去泥土,晒干后备用,也可切段加工再晒干备用。

❖ **相关图片**

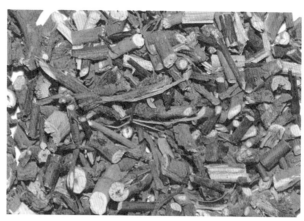

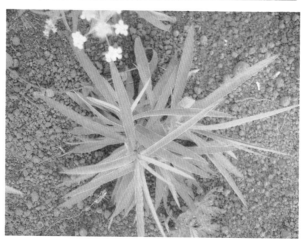

（十二）桔　梗

❖ 来　　源　为桔梗科植物桔梗的干燥根。

❖ 入药部位　干燥根。

❖ 功　　效　宣肺、利咽、祛痰、排脓。

❖ 生长习性　桔梗为多年生草本,喜温暖、湿润和阳光充足的环境。较耐寒,不耐水湿。生长适宜温度为 15～28 ℃,夜间温度不能低于 12 ℃。对水分要求严格,喜湿润,但水分过多对根部生长也不利,若供水不足,茎叶生长细弱,并提早开花。对光照较敏感,长日照有助于茎叶生长和花芽形成。要求土壤疏松、肥沃和排水良好,pH 值以 6.5～7.0 为宜。桔梗药食两用,需求量大,经济价值高,桔梗在 6～9 月份开紫色的花,非常美丽,绿化价值极高,适宜在内乡县种植。

❖ 种植技术

1. 精细整地,施足底肥　选向阳、背风及土层深厚、疏松、排水良好、富含腐殖质的壤土栽种。冬季深耕 25～40 cm,耕时先施足基肥,每亩施有机肥 2 500 kg,过磷酸钾肥 25 kg。翌年春季播种前再耕翻耙细,做成宽约 150 cm 的平畦或高畦,畦沟宽 30 cm,深 15 cm。有些地区采用垄播。

2. 适时播种　桔梗秋、冬、春季均可播种,但以秋季 9～10 月份、冬季 12 月份至第 2 年 4 月份播种最佳,此时播种出苗整齐,生长快,产量高。采用条播,播幅为 10 cm,播后盖上一层草木灰和细土,再覆盖薄草保持土壤水分和温度,出苗后揭去盖草。每亩用种子 400 g。

3. 田间管理　苗高 2 cm 时适当疏苗(又称间苗)。苗高 3～4 cm 时定苗。以苗距 10～14 cm 壮苗 1 株。补苗与间苗同时进行。桔梗幼苗期要除草 1～2 次,并追肥,苗高 6～7 cm 再追 1 次肥。

❖ 采收加工　桔梗种植后 2～3 年秋季采收。秋季,一般在地上茎叶枯萎时采挖,过早收获根部尚未充实,折干率低,影响质量;过迟收获不易剥皮。采挖时用镐刨取根部,去掉茎叶即可。将鲜根用瓷片刮去栓皮,洗净晒干。皮要趁鲜刮净,时间拖长,根皮难以刮剥;刮皮后应及时晒干,否则易发霉变质和生黄色水锈,影响质量。

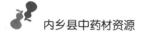

❖ 相关图片

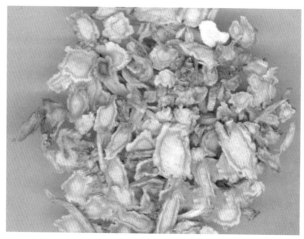

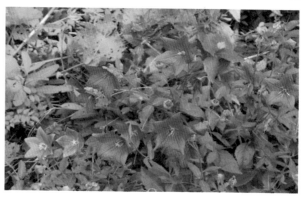

（十三）玄　参

❖ **来　　源**　为玄参科植物玄参的干燥根。

❖ **入药部位**　干燥根。

❖ **功　　效**　清热凉血,滋阴降火,解毒散结。

❖ **生长习性**　玄参为高大草本,可达1 m多高,支根数条,呈纺锤形;适应性较强,喜温暖、湿润气候环境,具有一定的耐寒及耐旱能力,生长期要求雨水均匀。对土壤要求不严,但以排水良好及土层深厚、疏松、富含腐殖质的沙质壤土为佳。忌连作,宜与禾谷类作物轮作,不宜与白术、地黄、乌头及豆科、茄科等易罹患白绢病的作物轮作。玄参产量大,一年生,对土壤要求不高,适宜在内乡县种植。

❖ **种植技术**

1. 选土整地 玄参块根吸肥力强,且易罹病害,忌多年连作,一般隔年种植,最多连作2年,以选择土质疏松、排水良好、地力肥沃、微带碱性的沙质壤土为好,黄色酸性土壤亦可栽种。地势以坐南朝北向的阴地为宜。在冬天垦翻泥土40 cm左右,使充分冻松风化;碎土整地做畦,畦宽150 cm,高16 cm,周围沟宽33 cm左右。

2. 选种栽种 选择色乳白,大小适中,粗如拇指,无霉斑、瘢痕的芽头作种。剔除病、烂和呈紫红色先端似开花的芽头,以冬至前后种植为宜。种芽经过寒冬,使芽头老健,先发根后发芽,但立春后惊蛰前也可栽种。玄参种植时最好选择阴天进行,如有太阳须把种栽盖好,以免晒坏。种植方法用开穴点播法,开穴约深10 cm,穴口直径为8~10 cm,株行距均为40~50 cm。种芽每穴1株,芽尖向上,种芽直者直栽,弯者弯摆,务必使芽尖向上。栽后施以腐熟的火土,每亩约1 000 kg,然后再覆盖细土,不要露出芽头。每亩栽种根35~40 kg。

❖ **采收加工** 一般在立冬前后4~5 d部分枝叶呈枯黄时收获最为适宜。采挖时选择晴天,等土壤呈半干状态,块根与泥土容易分离时最适宜。用铁耙掘起根部,抖去泥土,剪去茎叶,采下种芽。然后分枝削去芦和须根,削好后,白天利用太阳晒,晚上收回。晒5~6 d,玄参干至五六成时,将其堆积起来,使其里面变黑,把内部水分蒸出表皮。蒸的时间不能过长,否则表皮发霉变黑,质量降低。经过十余天后,又摊开再晒3~4 d,然后集拢再"蒸",如此反复经过几次之后,25 d左右即可烘焙,直至干燥即成。

❖ **相关图片**

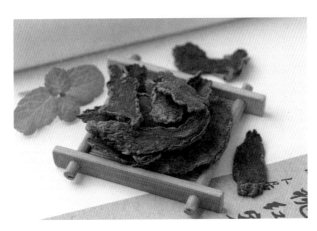

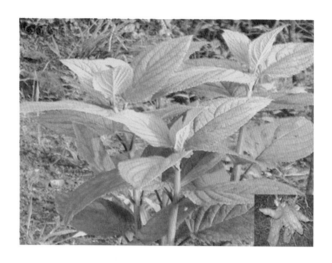

（十四）葛　根

❖ **来　　源**　为豆科植物野葛的干燥根。

❖ **入药部位**　干燥根。

❖ **功　　效**　解肌退热,透疹,生津止渴,升阳止泻。

❖ **生长习性**　葛根属多年生藤本植物,块根肥大、入土较深,喜欢温暖、湿润的气候,多生长在海拔 1 600 ~ 2 000 m 地区。特别喜好在年平均气温在 12 ~ 16 ℃,相对湿度在 60% 以上的背阴、温凉、潮湿坡地生长,耐旱、耐寒冷但是不耐涝。4 ~ 9 月份为生长旺季,11 月中旬停止生长。适宜在内乡县七里坪、夏馆、板场、峡峪等山区乡镇种植。

❖ **种植技术**

1. 选择耕地　葛根种植对土地还是有一定要求的,要阳光充足、土层深厚、土质疏松肥沃。人工栽培葛根的第一步就是要做好选址工作,葛根种植选择排水良好的地块,具体的垄高及垄长以方便操作为宜。而且最好在冬前深翻 30 cm 左右,翌年春可再次浅翻,打碎土块,耙细耙匀,整平即可。

2. 播种育苗　播种葛根的时间在春季清明前后,可以将种子提前浸泡 1 ~ 2 d,水温最好控制在 40 ℃ 左右,并常搅动,取出晾干水后,在整好的畦中部开穴播种,穴深 3 cm,株距 35 ~ 40 cm。还要注意密度,每穴播种子 4 ~ 6 粒,播后需要适当浇水,一般在 1 周后即可发芽。葛根的种植密度最好控制在 1 亩 500 ~ 700 株,种苗放入之前整好的穴内,然后再盖上细土,将土压实即可。在种植的时候最好选择在阴天不刮风的天气。

3.合理追肥 葛根的生长速度比较快,是一种耐肥植物,为了保证葛根生长良好,一定要适时地追肥。可结合中耕除草进行。

4.防治病虫害 葛根的病虫害并不多,在生长期主要有蟋蟀、金龟子等害虫危害茎叶。可以用一些农药进行防治,而且看到一些病残枝及枯藤时要及时清理。

❖ **采收加工** 每年冬季为采收葛根最佳节令,此时葛根已停止生长,进入休眠期。此时,积累的有效成分最多,品质最好。采挖时注意保持葛根完整,尽量少损伤,因为外皮损伤了容易霉烂,以致失去利用价值。除净泥土,优质葛根以 2～3 年生收获为好,有效成分含量较高,品质好,亩产较高,栽培效益较佳。

商品质量为统级,干货,长方体片[5 cm×3.5 cm×(0.6～0.8)cm],表面粉白或黄白色,具粉性,有较少长方体的薄片纤维和环状纹理。质坚实,间有碎小片,无杂质、虫蛀。

❖ **相关图片**

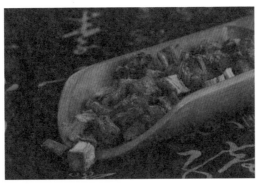

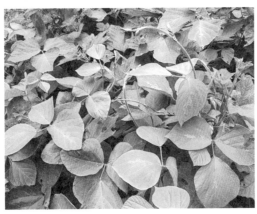

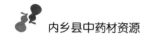

（十五）何首乌

❖ **来　　源**　为蓼科植物何首乌的干燥块根。

❖ **入药部位**　干燥块根。

❖ **功　　效**　解毒,消痈,截疟,润肠通便。

❖ **生长习性**　何首乌属多年生缠绕藤本植物,喜温暖、湿润,忌积水和太干燥环境。适应性较强,适宜种植在内乡县排水良好及结构疏松、肥沃的沙质壤土;也可种植在沟边、田边、林缘。

❖ **种植技术**

1.选地整地　选富含腐殖质壤土,于入冬前深耕 30 cm 以上,让土壤充分风化,经犁耙平整,打碎土块后,将育苗地做成高约 20 cm、宽约 34 cm 的平畦;定植地做成高约 30 cm、宽约 100 cm 的高畦。

2.繁殖方法

(1)块根繁殖　在春季采收时,选健壮、无病虫害的小块根,截成每段带有 2~3 个健壮芽头的种块,于 2 月下旬至 3 月上旬按株行距 15 cm×25 cm 开穴,穴深 6~10 cm,每穴栽入 1 个种块,覆土后及时浇水。

(2)扦插繁殖　收获前,选健壮的藤蔓,剪成长 15 cm 左右,至少有 2 个节以上的小段做插条,按株行距 15 cm×25 cm 扦插于畦面上,插条的 1/3 露出地面,要有 1 个节,以后需经常淋水保持苗床湿润,30 d 后可移栽。另外,也可将插条直接定植于大田中,此法省工,但苗期管理不方便,成活率比育苗移栽低。

(3)萌蘖扦插繁殖法　主产区在广东德庆县,习惯于收获前选取植株基部萌发的粗壮新芽作种苗,除去叶子,剪成长 20~25 cm 的插条,直接定植于大田中。

(4)种子繁殖　此法因生长周期长,很少采用,故略去。

3.移栽定植　宜在春季定植,冬季亦可。在高畦上按行距 35 cm、株距 25 cm 挖穴,每穴种入种苗 1 株,每畦种 2 行,种后覆土压实,浇淋定根水。

❖ **采收加工**　于栽后 3~4 年秋季或春季采收。采收时先割去地上茎藤,挖取块根,洗净泥沙,横切成厚片,大片可再切成对开,晒干或烘干即得。

❖ 相关图片

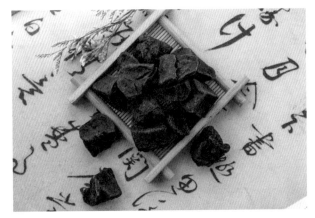

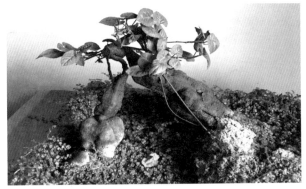

（十六）山豆根

❖ **来　　源**　为豆科植物越南槐的干燥根和根茎。

❖ **入药部位**　干燥根和根茎。

❖ **功　　效**　清热解毒,消肿利咽。

❖ **生长习性**　越南槐属藤状灌木,喜温暖、凉爽的环境,25~30 ℃最适宜生长。不耐寒,温度低于5 ℃时生长停滞。一般土壤均能种植。忌积水。

❖ **种植技术**

1. 选地和整地　选择土层深厚、质地疏松、排水良好、光照充足的沙质壤土地块,翻耕、打碎、耙平,起畦宽70 cm,高15~20 cm,畦长视地形而定。

2. 繁殖方法　种子繁殖:每年10~11月份,当荚果由青绿渐变成淡黄时,及时将荚果采回。采果后,脱出种子晾干,可随采随播或置室内通风干燥处保存至来年春播。种子繁殖可用育苗移栽和直播两种方式。①直播：经催芽裂口的种子在整好的畦面上按株、行距均为 40 cm，以品字形开穴成两行点播，覆土 3 cm 厚，从播种至出苗一般需要 15 ~ 20 d。②育苗移栽：种子在整好的苗床(基质为河沙)上条播，当苗高 10 cm 以上时就可移栽。

❖ **采收加工** 山豆根种植 3 年可采收，秋季 8、9 月，将根部挖出，用枝剪除去地上部分。把根部的泥沙洗净，晒干或烘干即成商品。置干燥、阴凉、通风处贮藏。

❖ **相关图片**

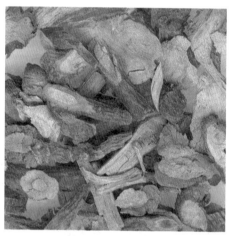

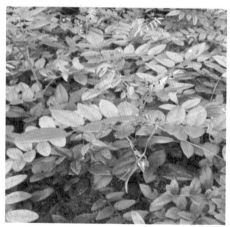

（十七）知 母

❖ **来 源** 为百合科植物知母的干燥根茎。

❖ **入药部位** 干燥根茎。

❖ **功 效** 清热泻火,滋阴润燥。

❖ **生长习性** 知母属多年生草本植物,根状茎横生,抗旱抗寒能力强,采收方便。适宜在内乡县七里坪、马山、夏馆等山区乡镇,以及荒山、荒坡种植,是绿化山区的首选品种。

❖ **种植技术**

1.选地整地 选向阳、排水良好、土质疏松的腐殖质土或沙质壤土,耕地 20 cm 深,整平做畦,畦宽 130 cm。

2.种植方法

（1）种子繁殖 知母种子于大暑前后陆续成熟,采收后脱粒去净杂质,存放于通风、干燥处备用。如春播 4 月份,秋播 10～11 月份,在整好的畦内,按 30～35 cm 行距开 2 cm 深的沟,将种子均匀地撒入沟内,然后覆土,整平,稍填压,并浇水。播后保持畦面湿润,20 d 左右出苗。每亩需种子 1～1.5 kg。秋播发芽率较高,出苗整齐。

（2）分根繁殖 春栽于解冻后,发芽前进行;秋栽于地上茎叶枯萎,叶黄后进行。在整好的畦内,按行距 30～35 cm、株距 15～20 cm 开穴,穴深 7 cm,将刨出的地下根茎剪去残茎叶及须根,把有芽头的根茎掰成 4～7 cm 长的小段,每穴放 1 段,芽头朝上。栽后覆土,浇水。也可在栽种前灌 1 次大水,再整地做畦栽种,但畦面不要过湿,以防烂根。每亩需种用根茎 90 kg。

❖ **采收加工** 知母春、秋两季采挖。春季于解冻后,发芽前;秋季于地上茎叶枯黄后至上冻前。用镐将地下根茎刨出,去掉茎叶、须根及泥土,即为鲜知母。春、秋两季适时采收的鲜知母折干率高,质量好。知母的收获周期:用种子繁殖的需 4～5 年,用根茎繁殖的需 3～4 年。鲜知母晒干或炕干后称"毛知母"。鲜知母除去外皮晒干后称"知母肉"或"光知母"。

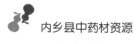

❖ 相关图片

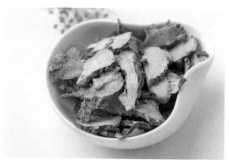

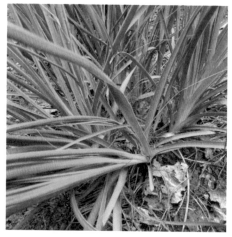

（十八）黄　芩

❖ **来　　源**　为唇形科植物黄芩的干燥根。

❖ **入药部位**　干燥根。

❖ **功　　效**　清热燥湿,泻火解毒,止血,安胎。

❖ **生长习性**　黄芩为多年生草本,根茎肥厚,肉质,伸长而分枝。喜温暖,耐严寒,成年植株地下部分在-35 ℃低温下仍能安全越冬,35 ℃高温不致枯死,但不能经受40 ℃以上连续高温天气。耐旱怕涝,忌连作,主产地为河南、河北,内乡县产为道地药材,适宜内乡县沙质壤土种植。

❖ **种植技术**

1.选地　栽培黄芩以排水良好、肥沃的腐殖质壤土和沙质土壤为最好,表土宜深厚膨软,下层土含有沙砾。

2.采种育苗　选择发育良好健壮的2～3年生植株作为采种母株。通常7月开花,9月果实逐渐成熟,就可采收,待干燥后储藏;或与土沙混合,埋藏在土中。选气候温暖、阳光照射良好的地方设置苗床。将土地翻耕,打碎土块,与土壤充分混合,再整理宽100～200 cm的畦,畦长可视地形而定。播种期为3月下旬至4月中旬,播种采用撒播或条播均可。撒播时注意疏密要均匀,条播距离7～10 cm,播后覆薄土一层,土面再盖稻草,以防畦面干燥板结。发芽后除去覆草,在幼苗生长茂密的部分要拔除弱小的幼苗,如见有杂草发生,也须随时拔掉。到幼苗生长13～17 cm时,可进行定植。

3.移栽　定植移栽期在9月份,或在4～5月份。植前先将土地做畦,宽67 cm,株距23～26 cm。选发育良好的壮苗,每穴栽1株,覆土轻压,使根部与土壤密结。

4.分株繁殖　4月上旬于黄芩根茎萌发新芽以前,挖出3年生的黄芩全株,选择无病虫害且根茎比较完整者,将主根切除供药用,然后依根茎自然形状用刀劈开,按行距30～40 cm、株距10～12 cm栽植即可。

❖ **采收加工**　春、秋两季采收。挖取根部,除去地上部分及泥土,晒至半干,撞去外皮,再晒至全干。

❖ **相关图片**

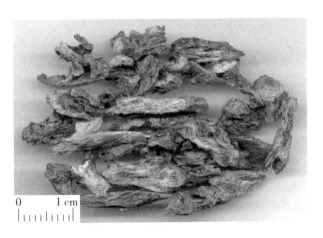

0　　　1 cm

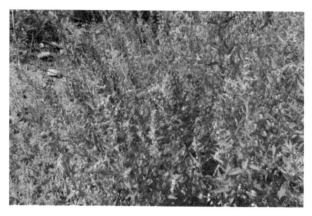

（十九）石菖蒲

❖ **来　　源**　为天南星科植物石菖蒲的干燥根茎。

❖ **入药部位**　干燥根茎。

❖ **功　　效**　开窍豁痰,醒神益智,化湿开胃。

❖ **生长习性**　石菖蒲属多年生草本常绿植物,喜阴湿环境,耐寒,忌干旱,适宜在内乡县海拔 20~2 600 m 的密林湿地种植。

❖ **种植技术**　以沼泽、湿地或灌水方便的沙质壤土、富含腐殖质壤土栽培为宜。通常在 9~10 月份进行分株种植,即除去枯黄老叶后,将植株分为 5~10 个分蘖的小株,然后种植浇水。株行距均为 30 cm 左右,1~2 年可长成茂密的植株。

❖ **采收加工**　石菖蒲栽后 3~4 年收获,早春或冬末挖出根茎,剪去叶片和须根,洗净晒干。

❖ **相关图片**

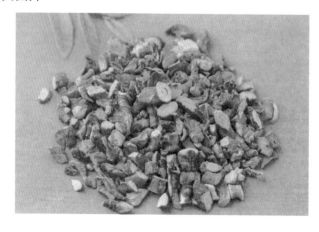

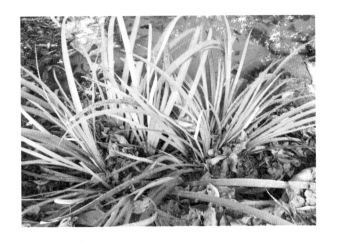

（二十）生　姜

❖ **来　　源**　为姜科植物姜的根茎。

❖ **入药部位**　根茎。

❖ **功　　效**　解表散寒,温中止呕,化痰止咳,解鱼蟹毒。

❖ **生长习性**　姜属多年生草本,喜温暖、湿润的环境,不耐低温、霜冻,16 ℃以上开始萌芽,幼苗生长适宜温度为 20～25 ℃,茎叶生长适宜温度为 25～28 ℃。喜弱光,不耐强光,在强光下,叶片容易枯萎。喜肥沃、疏松、富含有机质、排灌方便的微酸性土壤。对水分要求严格,既不耐旱也不耐湿,适宜在内乡县大面积种植。

❖ **种植技术**　用根茎(种姜)繁殖,穴栽或条栽。秋季采挖生姜时,选择肥厚、色浅黄、有光泽、无病虫及瘢痕的根茎作种姜,下窖贮藏或在室内与细沙分层堆放贮藏备用。南方于 1～4 月份,北方于 5 月份,取出种姜保温催芽,然后把种姜切成小块,每块保留 1～2 个壮芽。穴栽按株行距 30 cm×40 cm 开穴,深 13～17 cm,每穴平放种姜 1 块,最后覆盖细堆肥与土。条栽按行距 40 cm 开沟,施入基肥后,按株距 27 cm 下种,上覆土与地面平。

❖ **采收加工**　冬季采挖,除去须根及泥沙,晒干后低温干燥。

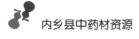

❖ 相关图片

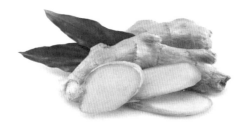

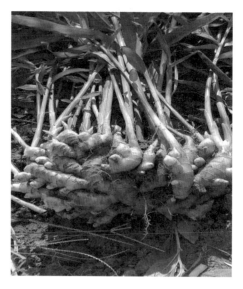

（二十一）白头翁

❖ 来　　源　为毛茛科植物白头翁的干燥根。

❖ 入药部位　干燥根。

❖ 功　　效　清热解毒,凉血止痢。

❖ 生长习性　白头翁属多年生草本,高 15～35 cm,根茎粗 0.8～1.5 cm;4～5 月份开花,长圆状,卵形,蓝紫色。喜凉爽、干燥气候,耐寒,耐旱,不耐高温。适宜在内乡县土层深厚、排水良好的沙质壤土种植。

❖ 种植技术

1. 选地整地　选向阳、排水良好、土层深厚的沙质壤土或黏质壤土,每亩施腐熟有机肥 2 500 kg,深翻 25～30 cm,把细整平,做宽 150 cm、高 15～

20 cm 的畦。

2. 繁殖方法　用种子繁殖,直播或育苗移栽均可。3 月下旬至 4 月上旬为播种适期。直播时,在畦面上按行距 20 cm 开沟,沟深 1 cm 左右,将种子均匀撒入沟内,覆薄细土,稍填压盖草,浇水,保持土壤湿润。出苗后及时揭除盖草,苗高 3 ~ 5 cm 时,按株距 15 cm 定苗。育苗移栽时,在畦面按行距 3 ~ 4 cm 开浅沟条播,播后覆土,以盖住种子为度。苗高 3 cm 左右时,间苗,当年秋季或第 2 年春季萌芽前移栽。

❖ **采收加工**　种植 3 ~ 4 年后可采收,一般在春季开花前或秋季茎叶枯萎后采挖。除掉茎叶和须根,保留根头部白色茸毛,洗净泥土,晒干即成。

❖ **相关图片**

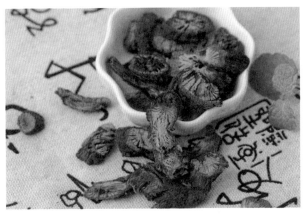

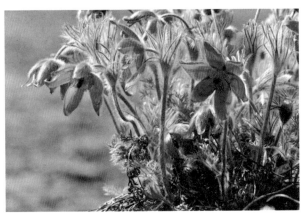

（二十二）苍　术

❖ **来　　源**　为菊科多年生草本植物茅苍术或北苍术的干燥根茎。

❖ **入药部位**　干燥根茎。

❖ **功　　效**　燥湿健脾，祛风散寒，明目。

❖ **生长习性**　北苍术属多年生草本，根状茎平卧或斜升，粗长或呈疙瘩状，具多数不定根，茎直立，花期7～8月份，果期8～10月份。喜凉爽气候，生存力很强，经济价值高，适宜在内乡县荒山、坡地种植。

❖ **种植技术**

1.选地整地　选择向阳荒山或荒坡地，以土质疏松、肥沃、排水良好的腐殖质壤土或沙质壤土为宜。深耕、施腐熟有机肥料作底肥，耙细、整平后畦床或打垄；畦宽1 m，高25 cm，长度不限。

2.种植方法

（1）种子繁殖　以3月中旬至4月上旬育苗，苗床应选向阳地，播种前深翻，同时施足基肥，整细耙平后，做成宽1 m、长3～5 m的畦，条播或撒播，每亩用种量4～5 kg，播后覆细土2～3 cm，上盖一层稻草，经常浇水，保持土壤湿润，出苗后去掉盖草，苗高3～5 cm时间苗，苗高10 cm左右即可定植。

（2）分株繁殖　4月，将老苗连根掘出，抖去泥土，用刀将每蔸切成若干小蔸，每个蔸带1～3个根芽，然后按育苗定植法栽植。幼苗期勤锄草，定植后需中耕、锄草、培土，并追施粪肥1～2次，每亩用尿素10～20 kg。

❖ **采收加工**　苍术于秋后采挖为宜。苍术挖出后，除去茎叶和泥土，晒至四五成干时装入筐内，撞掉须根，即呈黑褐色；晒至六七成干时撞第2次，直至大部分老皮撞掉；晒至全干时撞第3次，到表皮呈金黄褐色为止。

❖ **相关图片**

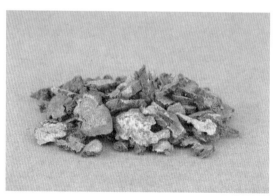

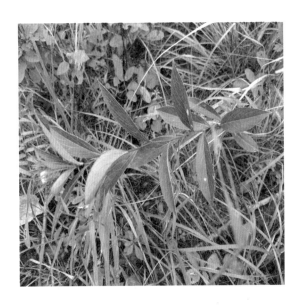

（二十三）菝葜

❖ **来　　源**　为百合科植物菝葜的干燥根茎。

❖ **入药部位**　干燥根茎。

❖ **功　　效**　利湿去浊，祛风除痹，解毒散瘀。

❖ **生长习性**　菝葜为多年生藤本落叶攀附植物，花期5个月，果期10个月。耐寒，喜光，稍耐阴，耐瘠薄，生长力极强。适宜于在内乡县林边、疏荫地大面积种植。

❖ **种植技术**　菝葜多在分株后尽快进行定植。应选择地势开阔、排水良好、疏荫之地。按行距50 cm、株距30 cm开穴。通常每穴放入所分的新株1丛，先将其扶正，使根系展开，然后覆土压实。接着浇透水1次，经3～5 d后，还要再浇2次水。菝葜喜疏荫环境，忌日光直射，最好保证植株每天接受不少于2 h的散光照射。

❖ **采收加工**　秋末至次年春天采挖，除去须根及泥沙，洗净，切片或切块，晒干。

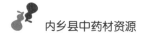

❖ 相关图片

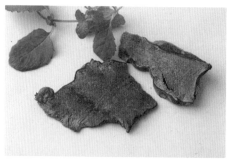

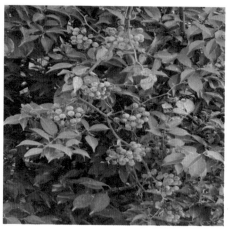

（二十四）防　风

❖ **来　　源**　为伞形科植物防风的干燥根。

❖ **入药部位**　干燥根。

❖ **功　　效**　祛风解表,除湿止痛,止痉。

❖ **生长习性**　防风为多年生草本,高 20~80 cm,全体无毛,根粗壮,茎密生褐色纤维状的叶柄残基,有特殊香气,花期 8~9 月份,果期 9~10 月份。适应性较强,耐寒、耐干旱,喜阳光充足、凉爽的气候条件,适宜在内乡县排水良好、疏松、干燥的沙质壤土种植。

❖ **种植技术**

1. 选地整地　选择质地疏松、排水良好、较肥沃的沙质壤土为宜。进行浅翻重耙,然后填压 2 或 3 次;种子田于秋季耕翻,春季起垄,垄距 70 cm,需填压保墒。

2.采种与播种 8~10月份防风的果实成熟,即可采摘。春季4~5月份和秋季9~10月份均可播种。在播种前翻土做畦,开窝点播,行距34 cm,株距27 cm,每窝点播3~5粒种子。如果雨水均匀,播后15~20 d即能发芽出土,秋播的翌年春天萌发,待苗长到7~10 cm时即进行间苗,每窝留1株或2株,将间下来的幼苗另行移栽。

❖ **采收加工** 防风以春、秋季采挖的质量好,质坚,折干率高,一般2.2~2.5 kg鲜货可出干货1 kg。防风采挖后,先除去泥土,洗净,晾晒至八成干时打捆,每捆约1 kg,继续晾晒至全干即成。

❖ **相关图片**

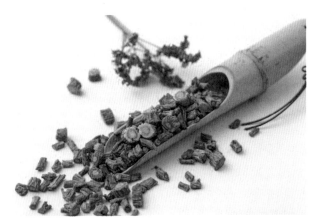

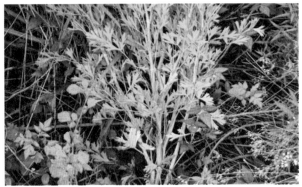

（二十五）漏　芦

❖ **来　　源** 为菊科植物祁州漏芦的干燥根。

❖ **入药部位** 干燥根。

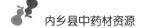

❖ **功　　效**　清热解毒,消痈,下乳,舒筋通脉。

❖ **生长习性**　漏芦属多年生草本,主根粗大,圆柱形,上部密被残存叶柄,茎直立;花期5~7月份,果期6~8月份。对于土壤的要求不严,一般的土壤皆可生长,栽培时以沙质壤土为宜,而低洼地、黏性较重的土壤不宜种植。漏芦喜温暖、低湿气候,怕热、雨、忌涝。

❖ **种植技术**

1. 选地　漏芦对于环境的要求并不大,一般的土壤和环境都能适应,但在栽培时最好用沙质壤土为主。选择一个向阳坡种植,将地面深翻28 cm左右,精细平整,使其宽1.2 m,床高20 cm,长度取决于种植面积。

2. 播种育苗

(1)种子繁殖　当果实在夏季成熟时,可以同时收获种子,并且可以在收获后种植育苗。首先将苗床浇湿,将种子均匀地撒在床上。为了提高种子的发芽率,可以在播种前将种子浸泡并发芽。首先将种子浸入温水中2~3 d。每次更换水时,种子都用纱布包裹,浸泡在25~30 ℃的环境中萌发,每天用温水发芽,直到大部分种子都是白色的时候才能播种。播种后的7~10 d即可出苗。此时,应在适当的时间浇水以促进幼苗生长。

(2)分株繁殖　把植物的根部都挖出,根据它们的芽数,将它们分成几株植物,每株根系需要1~3个芽。可以把分开的植株进行分别栽种。种植后应浇1次透水,放在阴暗处,它可以在5~10 d内成活。分株产生的幼苗不仅结实,而且生长快速,完美继承母株的优势不会使品种退化。

(3)扦插繁殖　扦插繁殖又可分为芽插和枝插。芽插是指漏芦在茎杆周围发芽。当叶子展开时,可以进行扦插,存活率高,与分株有点相似。分枝一般在4~5叶时,母株生长旺盛,分枝5~7叶切割时,切割成约10 cm的长度,切割的下部叶片被移除,只留下上部叶片。收紧下端,使用不同的分支在地面上打孔,小心地插入孔内,以免损伤外皮。切割深度为3~5 cm。切割后,压实土壤,倒入水,保持温度15~20 d即可成活。当幼苗长出3~5片真叶时,就可以移栽。

3. 移栽　幼苗出土后,它们生长得更快。通常在10~20 d内就可以长出2~3片真叶,此时可以进行移植。通过结合栽培和除草使土壤松散,移栽和种植幼苗。移栽时间应在傍晚或阴天进行。使用种植方法在每个孔进行植入。对照植株的株行距为15 cm×15 cm,两行相对交错,种植后应浇水。

❖ **采收加工**　春、秋季采挖,除净泥土、须根,晒干。一般秋季挖取者较粗大且质量好。

❖ 相关图片

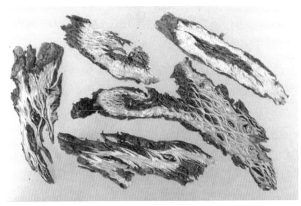

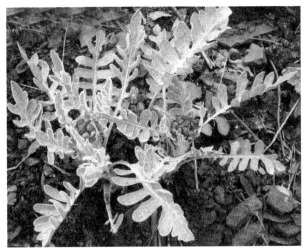

(二十六) 天花粉

❖ **来　　源**　为葫芦科植物栝楼或双边栝楼的干燥根。

❖ **入药部位**　干燥根。

❖ **功　　效**　清热泻火,生津止渴,消肿排脓。

❖ **生长习性**　栝楼为多年生草质藤本植物,喜温暖、湿润的环境,比较耐寒,不耐干旱。栝楼果实、根均可入药,经济价值高,适宜在内乡县种植。

❖ **种植技术**

1.选地整地　选择通风透光、土层深厚、疏松、肥沃、排水良好的沙质壤土地块,于秋末冬初进行深翻,耙细,翌年春季整地,做畦待播种。

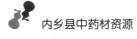

2.种植方法

（1）种子繁殖　在清明至谷雨间进行播种,播前种子用40 ℃的温水浸泡24 h,捞出,稍晾。按行距20 cm、株距12 cm开穴点播。穴深4 cm,每穴放种子1～2枚,覆土,随即浇水。出苗前经常保持地面湿润。在温度20 ℃左右的情况下,一般20 d左右即可出苗,翌春移栽,株行距1.2 m×1.5 m。

（2）分根繁殖　选好种株,以收根(天花粉)为目的多选雄性植株。清明至立夏期间将根挖出,切成6～9 cm长的小段,用草木灰涂抹切口。注意勿伤须根。凡断面鲜白者可作种根,断面有黄筋者不宜作种。在已整过的畦面上,按株行距1.2 m×1.5 m挖穴,平放种根,覆土5～10 cm厚,稍填压。上面封土25 cm保墒。如果气候正常,栽后半个月萌芽,扒平封土,幼苗即可生长。干旱时,开沟浇水。

3.压蔓繁殖　因栝楼有生长不定根的特性,在夏季雨水充足、气温高时,将健壮的蔓拉于地下,在叶基部压土,生根后即可截断茎枝,形成新的植株。但此法生长缓慢,一般只作补苗用。

❖ **采收加工**　一般栽后4～5年采挖,若肥力充足和管理得当,2年亦可收获。生产年限过长,粉质减少,质量变差。一般以秋季霜降前后为佳。雌株需待栝楼收获后挖取。挖出的鲜根洗净泥土,用刀刮去外皮,块大的切成3～4节或先纵剖再切块,直接晒干或烘干。晾晒时要防止雨、霜、雪的浸湿,否则易变色,影响质量。

❖ **相关图片**

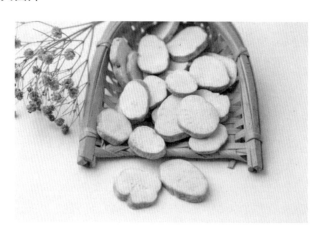

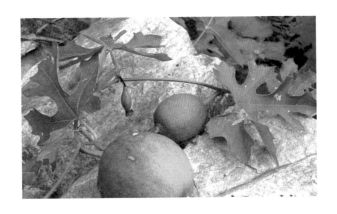

(二十七) 玉　竹

❖ 来　　源　为百合科植物玉竹的干燥根茎。

❖ 入药部位　干燥根茎。

❖ 功　　效　养阴润燥,生津止渴。

❖ 生长习性　玉竹属多年生草本,药食两用,喜凉爽、潮湿、荫蔽环境,耐寒,适应性强,对土壤和肥水要求不严,以土层深厚、排水良好的肥沃黄沙质壤土或红壤土生长较好,忌连作,适宜在内乡县七里坪、夏馆、板场山区乡镇林下种植。

❖ 种植技术

1. 选地整地　玉竹适宜在排水良好、肥沃的细沙黄土种植。在三伏天整地,深挖 100 cm 以上,经过晒枯后又进行复挖,反复 2 次。种植前须细致地碎土整地,根据地形开沟做畦。

2. 播种育苗　春、夏、秋均可栽植,但以秋季至上冻前为最佳宜栽期。栽植方式为条栽和穴栽,开沟穴深 8 ~ 10 cm,覆土 4 cm 左右厚,条栽株距15 cm,行距 30 cm,农田地采用条栽,山地、林地、果园采用条栽或穴栽。

❖ 采收加工

1. 采收　玉竹一般以 2 年收获为宜,如追肥管理得好,1 年亦可收获。立秋后选择雨后晴天,土壤润湿时进行收挖,先齐地割去苗秆,然后用耙头顺着侧边慢慢挖取,掘深 20 ~ 23 cm,连土块翻转,散掉土块,取出根茎,挑回进行留种加工。在收挖时,注意勿伤断根茎,以免降低规格等级。

2. 加工　挖回后,摊平放地上晒 3 ~ 4 d,玉竹晒软后,用手搓去毛须,再晒 1 ~ 2 d,约六成干时,又揉 1 ~ 2 次,揉至开始出糖汁黏手和变成金黄色时

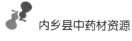

为度,然后晒干或用小火焙干即成。揉时要注意适度,若揉狠了,变为老红油色;揉嫩了,变为黄白色,外皮粗糙,出货少。300~400 kg鲜货加工成干货100 kg。

❖ 相关图片

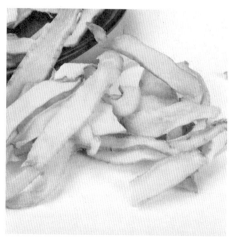

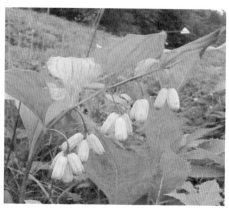

(二十八) 香　附

❖ **来　　源**　为莎草科植物莎草的干燥根茎。

❖ **入药部位**　干燥根茎。

❖ **功　　效**　疏肝解郁,理气宽中,调经止痛。

❖ **生长习性**　香附为多年生草本,喜温暖、潮湿气候和沙质、疏松壤土。生命力很强,适宜在内乡县河流两岸沙质壤土种植,栽种一次就能蔓延生长,可连年连续收获。

❖ **种植技术** 选择土壤 pH 值为 5～7、土层深厚、有机质含量较高、排水性和通气性良好的沙土或沙质壤土,深翻细耙。采取种子繁殖或分株繁殖栽种。

❖ **采收加工** 秋季采挖,用火燎去须根及鳞叶,沸水略煮或蒸透后晒干,也可不经火燎或蒸煮直接晒干,均称"毛香附";在放入竹笼中来回撞擦,或用竹筛去净灰屑及须毛,即为"光香附"。

❖ **相关图片**

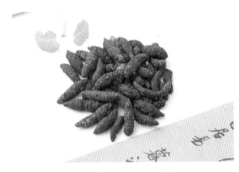

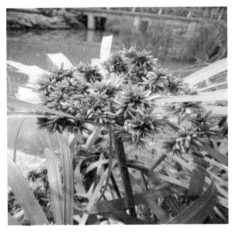

(二十九)地 榆

❖ **来　　源** 为蔷薇科植物地榆或长叶地榆的干燥根。

❖ **入药部位** 干燥根。

❖ **功　　效** 凉血止血,解毒敛疮。

❖ **生长习性** 地榆为多年生草本,根粗壮,多呈纺锤形,表面棕褐色或紫褐色,花果期7~10月份,喜沙质壤土。生命力旺盛,对栽培条件不严格,耐高温多雨,适宜在内乡县种植。

❖ **种植技术**

1. 播种　选择排水良好、土层深厚、疏松肥沃的土地,整地,翻地10~20 cm深,按株行距1.2 m×6 m整地做畦,整平耙细,施足基肥,浇足底水,将种子均匀撒开,覆土,深度为种子大小的2~3倍,20天可出苗,待幼苗生长2个月,即可移栽。

2. 分根　春季地榆萌芽前或秋季采收挖地榆时,用带茎、芽的根作种苗,每穴栽1株,穴视种苗大小而定,栽后覆土,浇足定根水。

❖ **采收加工**　春季将发芽时或秋季植株枯萎后采挖,除去须根,洗净,干燥;或趁鲜切片,干燥。

❖ **相关图片**

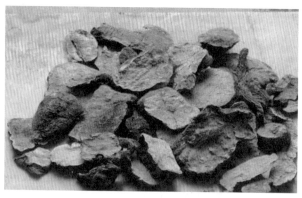

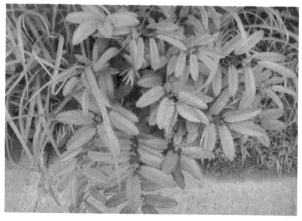

（三十）南沙参

❖ 来　　源　为桔梗科植物轮叶沙参的干燥根。

❖ 入药部位　干燥根。

❖ 功　　效　养阴清肺，益胃生津，化痰，益气。

❖ 生长习性　南沙参为多年生草本，茎单生，喜温暖气候和阳光充足的环境，能耐寒、耐旱。土壤以土层深厚、疏松、肥沃、排水良好的沙质壤土为好。凡地势低洼、排水不良、易积水之处不宜栽培。

❖ 种植技术

1. 选地整地　选择阳光充足、土层深厚、疏松、肥沃、富含腐殖质、排水良好的壤土或沙质壤土的平地或缓坡地。每亩用堆肥或圈肥 2 000 ～ 2 500 kg，加拌磷肥 20 ～ 25 kg 作基肥。基肥撒匀后，深耕 30 ～ 40 cm，耙细整平，做畦，畦宽 100 ～ 130 cm，畦长视地形而定。

2. 种植方法　多用种子繁殖。

（1）采收种子　选择粗壮植株做种株，开花后剪去部分侧枝和花梢部，以减少水、养分消耗。果实成熟尚未开裂时连梗采下，放于通风干燥的室内数日后晒干、脱粒。一般每亩可采种 25 kg。

（2）播种　多采用条播。秋播于 11 月份，春播于 3 月份中、下旬。按行距 30 ～ 40 cm 开 4 ～ 6 cm 浅沟，将种子均匀撒在浅沟内，用细土覆盖，轻轻压实后浇水。有条件的可盖一层薄草，保持土壤温度。

❖ 采收加工　栽培品于播种后 2 或 3 年采收，秋季倒苗后挖取。挖取后，除去残枝和须根，趁鲜时用竹刀刮去外皮，洗净、晒干，遇阴雨时也可用微火烘炕。晒或烘烤均应保持清洁，勿粘灰尘，影响质量。

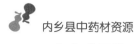

❖ 相关图片

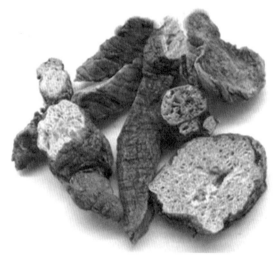

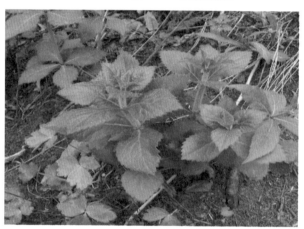

（三十一）黄　精

❖ **来　　源**　为百合科植物滇黄精、黄精或多花黄精的干燥根茎。

❖ **入药部位**　干燥根茎。

❖ **功　　效**　补气养阴,健脾,润肺,益肾。

❖ **生长习性**　黄精为多年生草本,根茎横走,肥大肉质,黄白色,呈扁圆柱形。喜欢阴湿气候条件,生长在海拔800～2 800 m处,具有喜阴、耐寒、怕干旱的特性,在干燥地区生长不良,在湿润、荫蔽的环境下植株生长良好。在土层较深厚、疏松、肥沃、排水和保水性能较好的壤土中生长良好;黄精产量高,药食两用,用量大,价格上涨,适宜在内乡县山区乡镇林下种植。

❖ 种植技术

1.选地整地　选择湿润和有充分荫蔽条件的地块,土壤以质地疏松、保水力好的壤土或沙质壤土为宜。播种前进行土壤耕翻,耙细整平,做畦。

2.种植方法

(1)根状茎繁殖　于晚秋或早春3月下旬前后,挖取地下根茎,选择先端幼嫩部分,截成数段,每段有3或4节,伤口稍加晾干,按行距22 ~ 26 cm,株距10 ~ 16 cm,深5 cm,种于整好的畦内。种后覆土3 ~ 5 cm厚,稍加填压并浇水。以后每隔3 ~ 5 d浇水1次,使土壤保持湿润。

(2)种子繁殖　8月份种子成熟后,立即进行沙藏处理:种子1份,沙土3份混合均匀,存放于背阴处30 cm的坑内,保持湿润。待第2年3月下旬筛出种子,按行距12 ~ 15 cm,均匀撒播于畦面的浅沟内,盖土约1.5 cm厚,稍压后浇水,并盖一层草。出苗前去掉盖草。苗高6 ~ 9 cm时,过密处可适当间苗,1年后移栽。为满足黄精荫蔽的生长习性,可在畦埂上种植玉米。

❖ 采收加工　秋末冬初采收的根状茎肥壮而饱满,质量最佳。采挖后去掉茎叶,洗净泥沙,除去须根,长大者可酌情分为2 ~ 3段。置蒸笼中或木甑中蒸至呈现油润时取出晒干或烘干(无烟、微火)。

❖ 相关图片

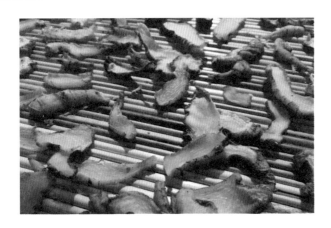

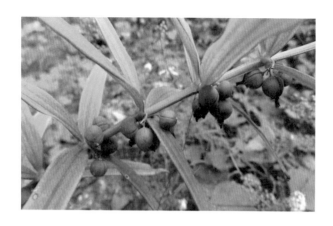

（三十二）天　麻

❖ **来　　源**　为兰科植物天麻的干燥块茎。

❖ **入药部位**　干燥块茎。

❖ **功　　效**　息风止痉,平抑肝阳,祛风通络。

❖ **生长习性**　天麻属多年生寄生草本,喜凉爽气候,20~25 ℃对天麻生长有利。天麻耐寒能力较强,适宜种植在排水良好、疏松透气的沙质壤土中。适宜在内乡县七里坪、夏馆、板场、马山等山区乡镇林下种植,20世纪80年代,七里坪种植的天麻,以质优而全国闻名。

❖ **种植技术**

1.场地选择　选择山地,适宜海拔高度为1 200~1 800 m,盖阴棚和地下室、山洞等能遮阳降温的场所。

2.建畦　室内平地面栽培可用砖码成或者木板隔成宽80 cm、高20 cm、长不限的畦池。在大田或者山地建斜坡畦,挖深10 cm、宽80 cm,长度不限,利于操作就行,畦与畦间距50 cm,便于挖排水沟和行走。

3.播种栽培　在畦底垫松毛树叶5 cm厚,将粗棒一根靠一根,间隔2 cm左右摆放,横直向均可,砍口朝上,填沙土至粗棒皮面平,但又不能盖住粗棒皮面,喷水至沙土湿透,撒一薄层树叶盖住粗棒,播撒枝条菌种,每粒菌种间隔6 cm,点播麻种,每颗麻种间隔10 cm,间隔40~50 cm远放1根直径约5 cm的粗棒,撒松毛至棒面平,不要压紧,要求疏松,棒上铺细枝杈3~5 cm厚,盖土约15 cm厚。

❖ **采收加工**

1. 收获 冬栽天麻第 2 年冬收获或第 3 年春收获。春栽天麻当年冬或次年春收获。

2. 加工 采回的天麻要立即加工，先洗净泥沙，用谷壳加少许水搓去鳞片黑迹，再用清水洗净，或用粗沙石子细磨，擦去外皮，按大小分成 3 ~ 4 个等级，投入沸水中可加少许明矾，煮至透心，大的煮 10 ~ 15 min，小的煮 3 ~ 5 min。煮后烘干或晒干。烘炕温度保持在 80 ℃。

开始火力宜小，逐渐升高，最高不超过 90 ℃。半干时麻体变软，取出专用木板压扁，有气胀的用竹签穿刺尾部放气后再压。压后继续烘炕，快干时火力应降至 60 ℃，不宜用急火。

❖ **相关图片**

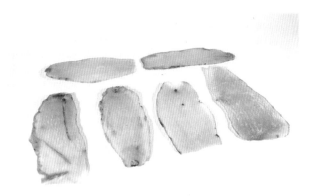

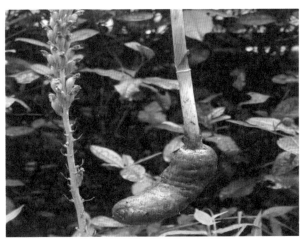

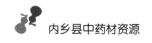

（三十三）半　夏

❖ **来　　源**　为天南星科植物半夏的干燥块茎。

❖ **入药部位**　干燥块茎。

❖ **功　　效**　燥湿化痰，降逆止呕，消痞散结。

❖ **生长习性**　半夏为多年生草本，生长的适宜温度为 23～29 ℃。半夏不耐旱，喜爱在肥沃、湿度较高、富含有机质的沙质壤土中生长。半夏既喜水又怕水，当土壤湿度超出一定的限度，反而生长不良，造成烂根、烂茎、倒苗、死亡，块茎产量下降。半夏是耐阴植物，在适度遮光条件下，能生长繁茂。但是，若光照过强，半夏就会倒苗；若光照太弱，半夏也难以生存。花期 5～7 月份，果期 6～9 月份，倒苗期与气温、土壤、温度有关，一般在 7～8 月上旬。半夏用量大，种植前景好，适宜在内乡县七里坪、马山、岈岖、夏馆山区乡镇种植。

　❖ **种植技术**

1. 整地施肥　半夏种植选择向阳、土层深厚、前茬为豆科和禾本科作物、富含有机质的沙质壤土种植，深耕做畦，亩施腐熟农家细肥或土杂肥 1 500～2 000 kg、过磷酸钙 20～25 kg。

2. 适时播种　半夏在春、夏、秋季均可播种，以春季 2 月下旬至 3 月上旬前播种为好，在畦上按行距 20～25 cm 开 5～7 cm 深的沟，将块茎播于沟中，株距 2～5 cm，亩用种量 60 kg 左右。

3. 苗期管理　半夏播后盖土与畦面平。每 2 d 观察 1 次，一般 20 d 后，出苗率达 60% 左右时，于下午 6 时后揭去覆盖物。

4. 中耕施肥　若半夏种植于 4 月上旬，苗出齐后 20 d 左右，施肥 1 次。随时进行田间管理，发现杂草应及时拔除，行间用条锄浅锄，深度2.5 cm 左右，避免伤根。

5. 适时培土　若半夏于 3 月上旬前播种的，在 6 月 10 日前后培土 1 次，亩用犁底层细泥 200 kg 左右，撒盖畦面，厚约 1.5 cm，盖住球芽和种子稍加填压，7 月 15 日、9 月 10 日左右各培土 1 次。

6. 溉灌摘蕾　半夏喜湿润，怕干旱，如遇久晴干旱应在下午 6 时后灌水 30 min，若雨水过多应及时排水。除需要种子繁殖以外，生长期抽出的花蕾应全部摘去，使养分集中于地下块茎生长。

❖ **采收加工**

1.采收 种子播种的于第3、4年采收,块茎繁殖的于当年或第2年采收。一般于夏、秋季茎叶枯萎倒苗后采挖,以夏季芒种至夏至间采收为好。起挖时选晴天小心挖取,避免损伤。抖去泥沙,放入筐内盖好,切忌曝晒。

2.加工 将鲜半夏洗净泥沙,按大、中、小分级,分别装入麻袋内。先在地上轻轻摔打几下,然后倒入清水缸中,反复揉搓,直至外皮去净为止,再取出曝晒,并不断翻动,晚上收回平摊于室内晾干,次日再取出晒至全干,即成生半夏。

❖ **相关图片**

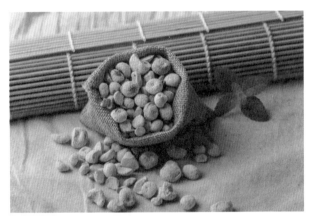

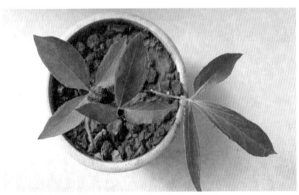

(三十四)天南星

❖ **来 源** 为天南星科植物天南星、异叶天南星或东北天南星的干燥块茎。

❖ **入药部位** 干燥块茎。

❖ **功 效** 散结消肿。外用治痈肿、蛇虫咬伤。

❖ **生长习性** 天南星属草本植物,多生长在山的阴坡及阴凉、湿润、腐殖质土层较厚的森林环境,不耐强光和高温。生长地海拔自几十米至 3 000 多米不等。适宜种植在内乡县七里坪、夏馆、板场等山区乡镇,以及阴坡、阴凉、湿润的山区。

❖ **种植技术**

1.选地育母 天南星适合生长于土层深厚的肥沃沙质壤土,需要事先培育母种,然后栽种。其培育母种的方法是采摘成熟天南星种子,做畦播种。春季 3 ~ 4 月份,秋季 8 ~ 9 月份均可播种。畦宽 47 cm,浇水使土壤润湿,然后将种子均匀地撒在畦上,覆土 3 cm 左右。播种后应保持土壤湿润,有利于生长。如春季 4 月播种的,生长半年至 10 月间,即可采挖地下球状形的小块根(俗称母),挖出之后混合沙土放在室内或窖内保存,温度不能超过 5 ℃,以免冬季发芽腐烂,翌年春节即可栽种。秋季播种的,第 2 年 4 月即可采挖栽种。

2.栽种 春季 4 月间,在选好的土地上翻地做畦,畦宽 84 cm,顺畦开沟,沟距 44 cm。然后将育母单个栽于沟内,株距 13 ~ 16 cm,覆土 3 cm 左右,过深则地凉,根茎生长无力;太浅则养分供给不足,又不耐旱。栽培后浇水,并经常注意土壤的适当水分。天南星喜阴,在炎热的伏天注意浇水,必要时予以遮阴,以免旱死。

❖ **采收加工** 秋分之后(9 月下旬),选择晴天,将全株挖出,除去地上部分和须根,再用竹刀削去块根的皮,或用麻袋片搓去表皮。雨天不要刮皮,否则容易腐烂。天南星有毒,刮皮时须戴上手套。刮皮之后用水洗净,放于太阳下晒,至全干。加工需在霜降前结束,因霜降后表皮不易刮掉。天南星一般亩产可达 150 kg 左右。

❖ 相关图片

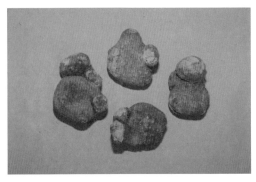

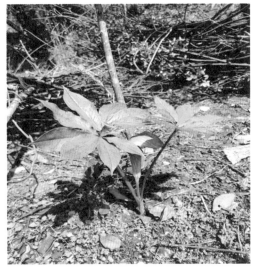

（三十五）延胡索

❖ **来　　源**　为罂粟壳植物延胡索的干燥块茎。

❖ **入药部位**　干燥块茎。

❖ **功　　效**　活血,行气,止痛。

❖ **生长习性**　延胡索是一种多年生长的草本药用植物,块茎圆球形,直径在 0.7～2 cm,茎直立,常分枝。延胡索喜温暖湿润、腐殖质丰富、土层疏松肥沃、排水良好的中性沙质壤土,适宜在内乡县丘陵地区种植。

❖ **种植技术**

1.选土整地　延胡索是浅根草本植物,喜干润,怕潮湿,须选用向阳、排

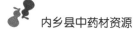

水良好、疏松、含有丰富有机质的沙质壤土或种植小麦的沙质壤土,最忌连作和黏重土壤。秋分前将土地精耙 3 次,务必使土壤充分细碎,做成宽 100 cm、高 33 cm 的长畦,做到畦面平整,畦沟平直,以利排水。

2.栽种　秋分与寒露之间适宜栽种,下种早的先长根,到翌年立春抽芽,有利于植株长大。栽种时选择晴天,采用条播或穴播均可。行距 17～20 cm,株距 6～10 cm,每亩需种 23～30 kg。栽种深度关系很大,种得浅容易抽芽,块根大而少,种得深抽芽慢,茎根在土壤中伸展面大,块根多而小。一般栽 6 cm 左右深,盖土 3.5～6 cm 厚。

❖ 采收加工

1.采收　一般在立夏后 5～10 d,地上茎叶完全枯死,是延胡索收获最适期。适时采收每 3 kg 鲜货可加工干货 1 kg。由于延胡索大部分生长于表土,采时挖土不需过深,须采用"浅翻土,多次翻,仔细检"的操作方法,不使延胡索遗留在土中。每亩可产延胡索 200～250 kg。

2.加工　将鲜延胡索洗净泥土,搓去外表皮,用清水漂净,再放在微沸的开水中煮沸,水沸后煮 3～5 min。在煮沸过程中的检验标准是:切开延胡索,内部发白有粉质者,仍须继续煮至延胡索转黄色有米粒大小白点即可捞起,然后放在太阳下暴晒至全干为止,如遇雨天可用炭火烘干,但烘干的颜色往往较日晒的差。

❖ 相关图片

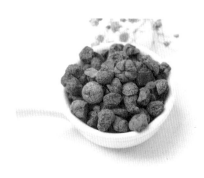

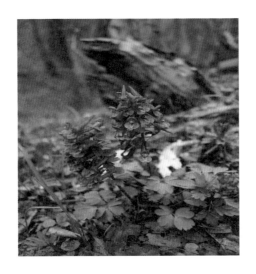

（三十六）白　及

❖ **来　　源**　为兰科植物白及的干燥块茎。

❖ **入药部位**　干燥块茎。

❖ **功　　效**　收敛止血，消肿生肌。

❖ **生长习性**　白及属多年生草本，喜温暖、阴湿环境，稍耐寒，忌阳光直射。适宜在内乡县七里坪、夏馆、板场等山区乡镇，海拔 100～3 200 m 林下种植。白及块茎入药，花蕾大，粉红色，也可作为观赏植物。

❖ **种植技术**　在栽植白及的时候先要对土壤进行深耕，大概需要翻耕20 cm 左右，同时还要施上肥料或者进行堆肥，施肥之后需要将土和肥料充分搅拌均匀，然后在栽植之前浅耕 1 次，做成宽度为 150 cm 左右的高畦。在种植之前将土地进行开沟，开沟的距离大概为 20 cm 左右，深度大概在 5 cm左右，然后将块茎按照一定的距离放在沟渠中，每 10 cm 左右放 1 个块茎，在放块茎的时候需要将芽朝上放置，然后在块茎上面填上土壤，并将土壤压实，然后浇水、覆草，在出苗之前都必须保证土壤的湿润度。

❖ **采收加工**　白及种植到第 4 年的 10 月份，当茎叶枯黄时便可采收。采收季节为秋末冬初，待地上茎枯萎时采挖。白及块茎数个相连，采挖时用尖锄离植株 30 cm 处逐步向茎杆处挖取，摘去须根，除掉地上茎叶，抖掉泥土，运回加工。将块茎分成单个，用水洗去泥土，剥去粗皮，置开水锅内煮或烫至内无白心时，取出冷却，去掉须根，晒或烘至全干。放撞笼里，撞去未尽

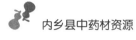

粗皮与须根,使之成为光滑、洁白的半透明体,筛去灰渣即可。也可趁鲜切片,干燥即可。

❖ 相关图片

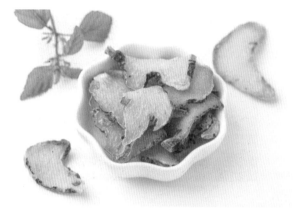

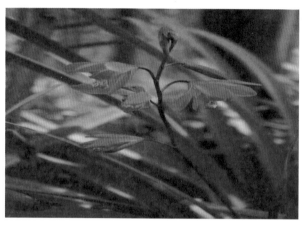

(三十七)白附子

❖ **来　　源**　为天南星科植物独角莲的干燥块茎。中药白附子为独角莲块茎加工而成。

❖ **入药部位**　干燥块茎。

❖ **功　　效**　凉血止血,解毒敛疮。

❖ **生长习性**　独角莲是多年生草本,地下块茎似芋芳状,生于海拔1 500 m以下。喜温和、湿润气候,能耐寒、耐阴蔽、耐干旱,适宜在内乡县种植。

❖ **种植技术** 独角莲种植采用块茎或种子进行繁殖，一般在4月份栽植为宜。栽植前在整好的地块上做畦开沟，将茎块或种子栽种好后覆土、施肥。等6月份左右出苗后，要进行中耕除草、施肥排灌等工作，到9月下旬便可以进行采挖。

❖ **采收加工** 秋季采挖，除去须根及外皮，晒干。

❖ **相关图片**

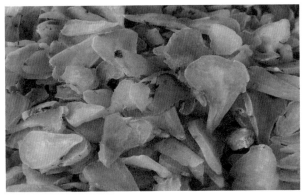

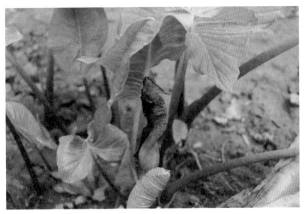

（三十八）薤 白

❖ **来　　源** 为百合科植物小根蒜或薤的干燥鳞茎。

❖ **入药部位** 干燥鳞茎。

❖ **功　　效** 通阳散结，行气导滞。

❖ **生长习性** 薤白为多年生草本，喜凉爽气候，在夏季高温期休眠，冬季土壤冻结后小鳞茎在地下越冬，春、秋季节生长旺盛。适于在内乡县多种

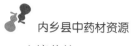

土壤栽培。

❖ **种植技术** 选好地块后进行整地、施基肥。可用种子、珠芽和鳞茎繁殖,春末和秋末均可播种。

❖ **采收加工** 春季连根挖起,除去茎叶及须根,洗净,用沸水煮透,晒干或烘干。须置干燥处,防潮防蛀。

❖ **相关图片**

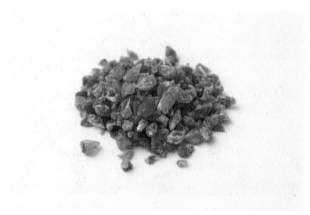

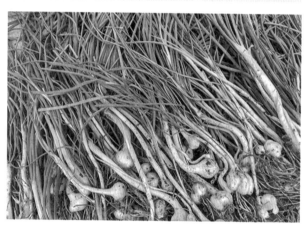

(三十九)草 乌

❖ **来   源** 为毛茛科植物北乌头的干燥块根。

❖ **入药部位** 干燥块根。

❖ **功   效** 祛风除湿,温经止痛。

❖ **生长习性** 乌头为多年生草本,块根圆锥形,喜温暖、湿润环境,宜在海拔 500 m 左右、年平均气温 16.4 ℃、相对湿度 75% ~ 80%、年降雨量 1 000 ~ 1 400 mm、无霜期 270 d 左右的地方生长。怕高温、干旱、积水。适宜在内乡县七里坪、夏馆、板场等山区,海拔 500 m 左右种植。

❖ **种植技术**

1. 选地整地　草乌为块根作物,选择土层深厚、疏松、肥沃、水源方便且能排能灌的沙质壤土。半向阳背阴山坡或半阴湿地块均可。清除杂草,暴晒数日后,将大的土块打碎,使土壤充分匀细、疏松,按宽 1.2 ~ 1.5 m,高 12 ~ 20 cm 做畦,通常畦与坡向垂直南北走向最好,两畦间开 30 ~ 40 cm 的沟,便于管理和排灌的需要。

2. 种植方法

(1)种子直播法　将选好的土地耙平整细起畦为苗床;在苗床上按行距 40 cm 条播,每亩用种 500 ~ 700 g,将种子掺和在 200 kg 粗沙中拌匀,每平方米播 0.3 kg 种沙混合物,播种后覆土 0.5 ~ 0.7 cm 厚,最后盖草。

(2)块根整播法　选择生长健壮、无病虫害、性状典型的植株的块根整根播种,作种的块根单个重量以 2 ~ 3 g 为宜,每亩播种量为 50 ~ 70 kg;栽种前用 50% 多菌灵 200 倍液浸种 10 min,晾干后下种。一律采用开沟条播,每亩施腐熟农家肥,之后浅锄,然后盖上一层 2 ~ 3 cm 厚的细土,覆土后及时浇水。

(3)块根切芽法　在挖后用消毒过的刀具,将较大的草乌块根上部顶芽 2 ~ 3 cm 切下作种,切口洒上草木灰,用杀菌剂表面消毒,晾干表面后下种,切除的根块下部做商品加工;播种后土表需覆盖遮阴物,如稻草、松叶,出苗前一定要保证土壤湿润,避免出苗时被阳光灼伤。

3. 移栽　出苗 15 ~ 20 d 需浇施稀氮肥提高苗的生长速度和抗性,逐步剔除地面覆盖物,当苗出整齐后每隔一段时间追施 1 次肥料,施肥的原则是少量多次;当苗高 4 ~ 5 cm,基叶 5 ~ 7 片,叶片深绿色,块根 2 ~ 3 个时即可移栽,一般移栽时期为寒露至霜降,可采取立即移栽,亦可在阴凉的房间内储藏到 12 月中旬移栽;移栽时应按大、中、小分级移栽。

❖ **采收加工**　通常在 11 月底至 12 月初地上部分枯萎后采挖,若块根出芽后采收会影响其产量和质量。方法是:在地的一边用锄头挖出一条深 30 cm 的沟,然后顺序翻挖,起挖后大的作为商品出售,小的留种用;注意采挖时不要伤及块根,挖出后除去茎叶和泥土,放在地边晾晒,使其脱去部分水分,晒至微软时收回,用水浸泡清洗表面泥土,清洗后放在竹篾上摊开晾晒。

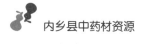

❖ 相关图片

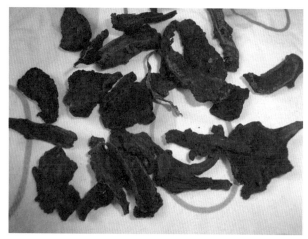

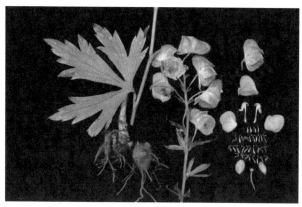

（四十）地　黄

❖ **来　源**　为玄参科植物地黄的新鲜或干燥块根。

❖ **入药部位**　新鲜或干燥块根。

❖ **功　效**　鲜地黄有清热生津、凉血、止血的功效。生地黄有清热凉血、养阴生津的功效。

❖ **生长习性**　地黄为多年生草本，喜凉爽气候，怕高温；喜阳光充足，怕阴雨；喜"黄墒"，怕水淹泡。肥沃松软的沙质壤土更为适宜，块根发芽的适宜温度为 18～21 ℃，低于 8 ℃不发芽，而且容易腐烂，日平均温度 15 ℃以上栽种较为合适。由于植株一年之中生长量很大（可达 2 kg 左右），因此地黄是需肥量较多的药用作物。地黄忌连作,前作以小麦、玉米为好。地黄为"四大怀药"之一,产量大,适宜在内乡县大面积种植,是道地中药材。

❖ **种植技术**

1. 选土整地 地黄喜疏松、肥沃的沙质壤土,黏性大的红壤土、黄壤土或水稻土不宜种植。地黄是喜光植物,植地不宜靠近林缘或与高秆作物间作。当土温在 11～13 ℃,出苗要 30～45 d;25～28 ℃最适宜发芽,在此温度范围内若土壤水分适合,种植后 1 周发芽,15～20 d 出土;8 ℃以下根茎不能萌芽。从种植到收获需 150～160 d。

2. 根茎繁殖 以根茎繁殖为主。种子繁殖多在培育新品种时应用。种用根茎来源于倒栽法、窖藏及春地黄露地越冬等,但以倒栽法的地黄种产量高、质量好。具体方法是:7～8 月份在当年春季栽种的良种地黄地内,选生长健壮、无病虫的根茎,挖起折成 4～5 cm 短节,稍风干后,按行距 10～30 cm,株距 5～10 cm,重新种到一块充分施足底肥的地里,适当除草,追肥,雨后注意排水,第 2 年春季随挖随栽。栽种地黄一般在日平均温度为 18～21 ℃时最好。晚地黄(或麦茬地黄),在 5 月上旬至 6 月上旬,栽种时在垄或畦上开沟,沟距 33 cm,每隔 15～20 cm,种栽 1 节,覆土 3～4 cm 厚,压实表土后浇水。每垄种 2 行,每畦 3～4 行,苗出齐后,选阴雨天补苗,栽后 1 个月左右匀苗,每穴留 1 株健苗,封行前,浅薅 2～3 次,并铲去陆续生出的多余苗。每次中耕后要追肥 1 次,多雨季节,要注意排水防涝。

❖ **采收加工** 地黄根茎的采收最佳收获期是 10 月底至 11 月初,地黄地上部逐渐枯黄停止生长后即可采收。用铁锹或镰刀割去地上部的茎叶,注意不要割得过深,以免损伤根部。等地上部分割去后,用耙子把割去的茎叶搂到一边,露出地表,便于根茎的采收,用锹或镐在畦的一端开挖,沟深为 35 cm 左右,挖的深度以不损伤根茎为好,地黄易断,所以挖掘时一定要小心,拣拾的过程也要尽量减少根茎损伤。加工方法为:将地黄根茎放置在阳光下晾晒。晒上一段时间,等地黄晒至七八成干后,再堆成一堆闷几天,进行回潮,使其干燥程度均匀。然后再晒,一直晒到质地柔软、干燥为止。

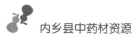

❖ 相关图片

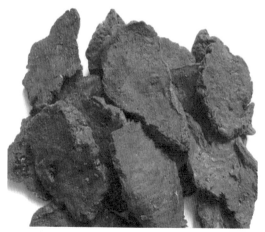

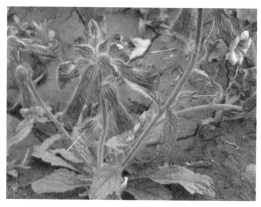

(四十一)板蓝根

❖ **来　　源**　为十字花科植物菘蓝的干燥根。

❖ **入药部位**　干燥根。

❖ **功　　效**　清热解毒,凉血利咽。

❖ **生长习性**　菘蓝为二年生草本。喜温暖、湿润的气候环境,喜疏松、肥沃的沙质壤土,耐寒,怕水涝。适应性强,对自然环境和土壤要求不严,我国各地均可栽培。

❖ **种植技术**　种子的播种可春播也可夏播,春播于4月上旬,夏播于5月下旬进行。先在畦面上按行距25 cm划出深2~3 cm的浅沟,将种子均匀撒入沟内,覆土 2 ~ 3 cm 厚,稍加压实,每亩播种量为 1.5 ~ 2 kg。苗高 1 ~ 10 cm 时,要及时间苗,然后按株距 5 ~ 7 cm 定苗,同时锄草松土。定苗后根据幼苗生长状况,适当追肥和灌水,一般 5 月下旬至 6 月上旬每亩追施尿素 7.5 kg、磷酸二铵 7.5 ~ 15 kg,混合撒入行间。

❖ **采收加工** 6 月下旬苗高 15 ~ 20 cm 时可收割 1 次叶子(大青叶),割时由茎基部留茬 2 ~ 3 cm,8 月份叶子重新长成后再割 1 次。10 月份地上部分枯萎,刨收根部,去掉泥土,晒至六七成干,然后捆成小捆,再行晾晒至充分干燥为止,以粗壮均匀、条干整齐、粉性足实者为佳。

❖ **相关图片**

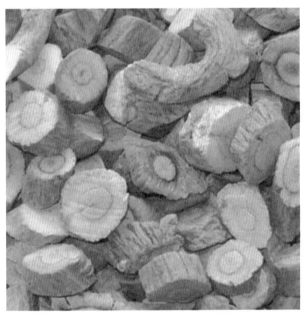

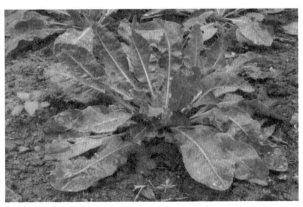

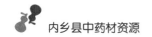

（四十二）紫 菀

❖ **来　　源**　为菊科植物紫菀的干燥根和根茎。

❖ **入药部位**　干燥根和根茎。

❖ **功　　效**　温肺,下气,消痰,止咳。

❖ **生长习性**　紫菀属多年生草本,喜温暖、湿润环境,怕干燥,耐寒力强,对土壤要求不严,以土层深厚、土质疏松、肥沃、排水良好的沙质壤土为好。

❖ **种植技术**

1.选地整地　选择地势平坦、土层深厚、疏松肥沃、排水良好的地块作为栽植地块,种植前深翻土壤 30 cm 以上,结合耕翻,每亩施入腐熟厩肥 3 000 kg、过磷酸钙 50 kg,翻入土中作基肥,于播前再浅耕 20 cm,整平耙细后做宽 1.3 m 的高畦,畦沟宽 40 cm,四周开好排水沟。

2.栽植保苗　春天土壤解冻 10 cm 后,选择粗壮、紫红色、节密而短、具休眠期芽的根状茎作种栽,取其中段,将其截成 5~7 cm 的小段,每段有 2~3 个休眠芽,随切随栽。栽植时,在整好的畦面上,按行距 25~30 cm 开横沟,沟深 5~7 cm,种根芽眼向上,按株距 15~17 cm 的规格顺沟摆放 1~2 段,覆土与畦面齐平,栽后稍加压实,浇水 1 次,再盖一层草保温、保湿。齐苗后揭去盖草,保墒、保苗。

3.田间管理　齐苗后浅松土、除草,结合松土每亩追施腐熟人畜粪水 1 000~1 500 kg;当苗高 7~9 cm 时结合中耕每亩追施腐熟人畜粪水 1 500 kg;封行前结合中耕除草每亩施腐熟堆肥 300 kg、腐熟饼肥 50 kg,于植株旁开沟施入,施后盖土。封行后若有杂草用手拔除。雨后或灌溉后及时疏沟排水,遇旱灌溉。发现抽薹及时剪除。

❖ **采收加工**　霜降前后是紫菀最佳采收时间,如秋季来不及收刨,春季 2 月萌发前采挖。采挖时先割去地上枯萎茎口,稍浇水湿润土壤,使土壤稍疏散,然后小心挖出地下根及根状茎,切勿弄断须根,挖出后抖净泥土,选出部分健壮根茎剪下作种栽。将刨出紫菀的根茎顺割数刀,放干燥处晒至半干,编成辫子再晒至全干,即为"辫紫菀"药材。一般亩产干品 300 kg 左右,折干率为 25%。

❖ 相关图片

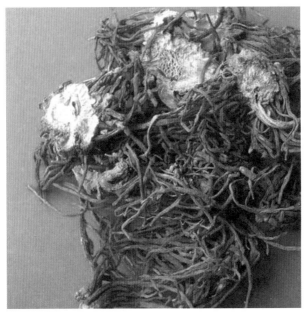

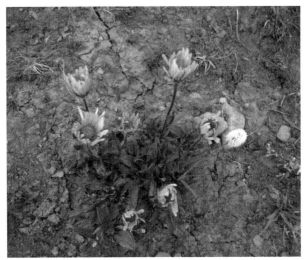

（四十三）远　志

❖ 来　　　源　为远志科植物远志的干燥根。

❖ **入药部位** 干燥根。

❖ **功 效** 安神益智,祛痰,消肿。

❖ **生长习性** 远志属多年生草本,习惯生长在较干燥的田野、路边、山坡、草丛等地,喜凉爽气候,忌高温,耐干旱。适宜在肥沃、湿润、排水良好、富含腐殖质的壤土或含大量腐殖质的沙质壤土上生长,潮湿或积水地不宜种植,会引起叶子变黄脱落。

❖ **种植技术**

1.选地 整地根据其生活习性选择向阳、地势高燥且排水良好的壤土或沙质壤土地块。翻地时必须一次施足底肥。在北方多采用宽 1 m 的平畦,进行条播。繁殖方法以种子繁殖为主。采用直播或育苗移栽均可。

2.播种 春播在 4 月中、下旬进行;秋播在 8 月份中、下旬进行;因地制宜,不可过晚,以保证出苗后不因气温太低而死亡,一般先在整好的地上浇水,水下渗后再进行播种。每亩用种 1~1.5 kg,播前用水或 0.3% 磷酸二氢钾水溶液浸种一昼夜,捞出后与 3~5 倍细沙混合。秋播用当年种子,于 8 月下旬播种,在第 2 年春出苗。育苗移栽于 3 月上、中旬进行,在苗床上条播,覆土约 1 cm,保持苗床湿润,温度控制在 15~20 ℃ 为佳,播后约 10 d 出苗,待苗高 5 cm 时进行定植。在阴雨天或午后进行。

3.田间管理 ①松土除草。因远志植株矮小,苗期生长缓慢,应注意松土除草,松土要浅,保持土表疏松、湿润,避免杂草掩盖植株。②浇水追肥。远志喜干燥,除种子萌发和幼苗期需适量浇水外,在生长后期一般不宜经常浇水。每年冬、春季节及 4~5 月各追肥 1 次,以磷肥为主。③根外追肥。于每年 6 月中旬至 7 月上旬追肥。

❖ **采收加工** 直播的于播后 3~4 年、育苗的于定植后 2~3 年收获。在秋季枯苗后或春季新苗出土前适时挖取根部。加工时先除去泥土和杂质,然后趁水分未干时,用木棒敲打,使其松软微裂,抽去木心,晒干即可。大的晒干后,称远志筒;较细的晒干后,称远志肉;最细小的根不去木心,直接晒干,称远志棍。

❖ 相关图片

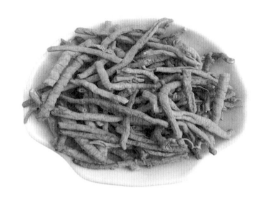

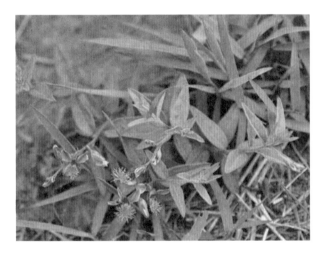

二、果实及种子类

（一）连　翘

❖ **来　　源**　为木犀科植物连翘的干燥果实。

❖ **入药部位**　干燥果实。

❖ **功　　效**　清热解毒，消肿散结，疏散风热。

❖ **生长习性**　连翘属落叶灌木，喜光，有一定程度的耐阴性；喜温暖、湿润气候，也很耐寒；耐干旱瘠薄，怕涝；不择土壤，在中性、微酸或碱性土壤均能正常生长。连翘耐寒力强，经抗寒锻炼后，可耐受-50 ℃低温；萌发力强、发丛快，可很快扩大其分布面。连翘可正常生长于海拔250～2 200 m、气温12.1～17.3 ℃、绝对最高温度36～39.4 ℃、绝对最低温度-4.8～14.5 ℃的地区，但以在阳光充足、深厚肥沃而湿润的立地条件下生长较好。连翘药用清热解毒，一次投资可多年收益，近几年价格上涨，适宜在马山、七里坪、夏馆、板场、峁岈等山区荒坡种植。

❖ **种植技术**

1. 选地整地　选择地块向阳、土壤肥沃、质地疏松、排水良好的沙质壤土。于秋季进行耕翻，耕深20～25 cm，并结合整地施基肥，每亩施厩肥、堆肥2 000～2 500 kg，然后耙细整平。直播地按株行距1.3 m×2 m挖穴，穴深与穴径30～40 cm；育苗地做成1 m宽的平畦，畦长视地形而定。

2. 种植方法

（1）有性繁殖　直播或育苗移栽。

1）直播：3～4月份，在已备好穴中间挖一小坑，深度为3 cm左右，选择饱满无病害的种子，每坑播5～10粒，覆土后稍压，使种子与土壤紧密结合。一般3～4年开花结果。

2）育苗移栽：选成熟饱满种子，放入30 ℃温水中浸泡4 h，捞出后稍晾待播。春播在清明前后，冬播在封冻前进行（冬播种子不用处理，第2年出苗）。播前如土地干旱，先向畦内灌水，待水渗下表土时播种。在整好的畦面上按行距 20 cm 开 1 cm 深沟,将种子掺细沙均匀地撒入沟内,覆土后稍加填压。每亩用种量为 2 kg。春播半月左右出苗,苗高 3 cm 时,按株距 5 cm 进行定苗,苗高 10 cm 时松土除草,保持土壤疏松,地无杂草,每亩追施尿素 10 kg,浇水时随水施入,促进幼苗生长。当年秋或第 2 年春萌芽前进行移栽,按株行距 1.2 m×1.5 m 挖穴,穴宽 30 cm,每穴施土杂肥 5 kg,与土混合均匀,栽苗 2~3 株,填土到半穴时,将幼苗向上提一下,使根系舒展,再覆土填满、踏实。如土壤干旱,移栽后要浇水,水渗下后再培土保墒。

(2)无性繁殖

1)分株繁殖:于秋季落叶后至早春萌芽前,将 3 年以上的树旁发出的幼芽条刨出移栽,或将整株刨出分株,一般 1 株分栽 3~5 株。

2)扦插繁殖:夏季阴雨天,将 1~2 年生的嫩枝剪成 30 cm 长的插条,在整好的苗床上按行距 30 cm,开 20 cm 深的沟,将插条按株距 5 cm,斜摆在沟内,然后覆土压紧,保持畦床湿润,当年即可生根成活,第 2 年春移栽。

3)压条繁殖:将植株下垂的枝条,于夏季埋于土中,梢部露出,当年可生根发芽,第 2 年春剪离母株移栽。

无性繁殖的移栽方法同育苗的移栽法。

此外,为了缩短生产周期,更新老化植株,产区将 1~2 年生的连翘枝条与老龄连翘树嫁接,效果良好。

❖ **采收加工**　因采收时间和加工方法不同,有青翘和黄翘之分。①青翘:白露前 8~9 d 采收尚未成熟的青绿果实,用沸水煮片刻或用笼蒸 30 min 后,取出晒干。加工成的果实为青色,不破裂。②黄翘:于 10 月霜降后果实成熟、果皮变黄褐色、果实裂开时采摘,去净枝叶,除去种子,晒干即成。

❖ **相关图片**

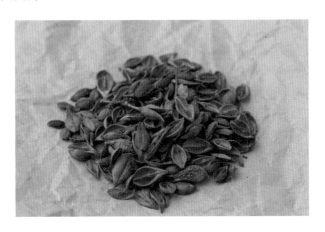

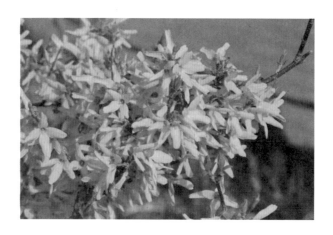

（二）紫苏子

❖ **来　　源**　为唇形科植物紫苏的干燥成熟果实。

❖ **入药部位**　干燥成熟果实。

❖ **功　　效**　降气消痰,止咳平喘,润肠。

❖ **生长习性**　紫苏为一年生草本,喜温暖、湿润环境,较耐高温。在高温雨季生长旺盛,而在低温干旱时生长缓慢。种子在5 ℃以上即可萌发,适宜的发芽温度为18～23 ℃,苗期可耐1～2 ℃低温,开花的适宜温度为26～28 ℃。紫苏对土壤要求不严格,在排水良好、疏松、肥沃的沙质壤土上生长旺盛且产量高。房前屋后、沟边地边,均可种植。

❖ **种植技术**

1.采种　采种的时期约在9月中下旬,待种子充分成熟后采收,干燥后储藏。留用的种株必须发育良好,具有该品种的特征。

2.播种　播种方法有直播和床播两种。①直播:先选定适宜的土地,翻土耙碎,并整地做成宽100 cm的畦,畦面上开沟或开穴,用条播和点播的方法播种,播后再行覆土。播种期为3月下旬或4月中旬,即在清明前后。播种发芽后,须进行间苗、除草、松土及施肥等工作,以利紫苏生长发育。②床播:育苗用的苗床须选择向阳温暖的地方。将土地翻松,施以堆肥、农家肥、草木灰等,与土壤充分混合。畦面须耙平,然后播种,条播与撒播均可,以条播为好。条距约10 cm,播后覆土,在表面铺一层草木灰或稻草,可防止和减少水分的蒸发。种子发芽后,除去稻草,进行间苗工作。至幼苗高达13～17 cm时可定植。

3.移栽 定植时期以 5 月下旬至 6 月上旬为宜。先行做畦,宽 70 ~ 100 cm,株距 34 cm,每穴栽植 1 株幼苗,随即覆土轻压,使根部与土壤密接,并浇水润湿,使之容易成活。

❖ **采收加工** 秋季果实成熟时采收,除去杂质,晒干。

❖ **相关图片**

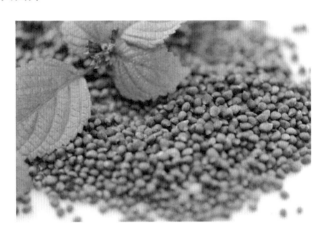

（三）山 楂

❖ **来 源** 为蔷薇科植物山里红或山楂的干燥成熟果实。

❖ **入药部位** 干燥成熟果实。

❖ **功 效** 消食健胃,行气散瘀,化浊降脂。

❖ **生长习性** 山楂为落叶小乔木,适应性强,喜凉爽、湿润的环境,既耐寒又耐高温,耐旱,水分过多时容易徒长枝叶。对土壤要求不严格,但在土层深厚、肥沃、疏松、排水良好的微酸性沙质壤土生长良好。山楂树既可作为观赏植物,又能药食两用。

❖ **种植技术**

1.大量繁殖 山楂苗木多用嫁接法。由于种仁外的核壳骨化,通气和吸水困难,用常规方法采种层积,播种后发芽率极低,有时需播后 2 ~ 3 年才出苗。因此需在种胚形成而核壳未硬化时提前采种层积。正常采收的种子,经破壳后用百万分之一百(100Ppm)浓度的赤霉素处然后沙藏,可大大提高次春种子的萌发率。

2.整形修剪 放任生长的山楂树,全树大枝往往过多,而冠内小枝密集,影响产量和品质。根据山楂枝条的生长特性,可采用疏散分层形、多主

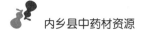

枝自然圆头形或自然开心形的树形进行整形。疏散分层形的树体结构与苹果相同,可参照进行。唯山楂树干性较弱,容易发生偏干、偏冠现象,整形中可利用剪口芽的剪留方向或更换中心干的延伸枝加以控制调整。当中心干严重倾斜不易培养时,也可顺应其长势除去中心干,改成自然开心形树形。全树保留 3 ~ 4 个主枝,基角 45° ~ 50°,再在各主枝上适当培养副主枝,占有空间。采用多主枝自然圆头形整形时,可根据枝条的自然长势,使主枝间保持 30 cm 左右的间隔,适当疏散排列,并向外伸展,全树共培育 6 ~ 7 个主枝。

3. 施肥方法　①花前肥:弱树以氮肥为主,配合磷、钾肥;壮旺树以磷、钾肥为主,不施氮肥或少施氮肥。②稳果肥:叶色浓绿或绿时不需施果肥,叶色淡黄要补施肥,以复合肥为主,不偏施氮肥,以防冲梢落果。③壮果肥:在 5 月中、下旬施入,仍以复合肥为主,施肥量根据果量及树冠大小来定,果量大、树冠大要多施,否则少施,一般株施复合肥 1 ~ 2 kg、尿素 0.5 ~ 1 kg,对少量旺长树不施氮肥,只施磷、钾肥。采果肥在采果前 7 ~ 15 d 施入。巧喷叶面肥和生长调节剂。盛花期用复合肥(0.2% 硼砂+0.2% 磷酸二氢钾+0.3% 尿素)喷 1 次,可提高着果率。在第 1 次和第 2 次复合肥生理落果前 7 ~ 10 d 喷 2,4-二氯苯氧乙酸,以减少落果。在 6 月中、下旬喷 1 ~ 2 次(0.2% 磷酸二氢钾+0.3% 尿素)。

❖ 采收加工　9 月下旬至 10 月下旬相继成熟,应注意适时采收。采收方法为剪摘法、摇晃法、敲打法 3 种。剪摘,就是用剪子剪断果柄或用手摘下果实。往往采用地下铺塑料薄膜,用手摇晃树或用竹竿敲打,将果实击落的采收方法。采收后将山楂切片,放在干净的席箔上,在强日照下暴晒。初起要摊薄些,晒至半干后,可稍摊厚些。另外,暴晒时要经常翻动,要日晒夜收。晒到用手紧握,松开立即散开为度。制成品可用干净麻袋包装,置于干燥凉爽处保存。

❖ 相关图片

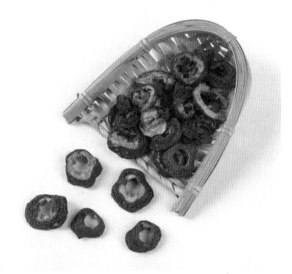

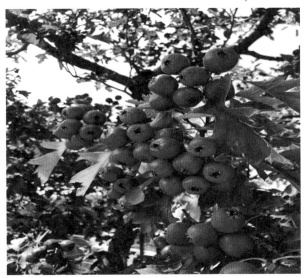

（四）五味子

❖ 来　　源　为木兰科植物华中五味子的成熟果实。

❖ 入药部位　成熟果实。

❖ 功　　效　收敛固涩,益气生津,补肾宁心。

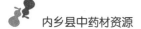

❖ **生长习性** 五味子属落叶木质藤本,枝细长,圆柱形,生于海拔 1 200 ~ 1 700 m 的沟谷、溪旁、山坡。五味子喜微酸性腐殖土。适宜在内乡县七里坪、夏馆等山区乡镇的林缘或灌木丛中种植,种植 3 年以后即可收益。

❖ **种植技术**

1. 选地整地 选择土壤肥沃、质地疏松、排水良好的沙质壤土,深翻细耙,施足底肥。一般翻地深度 25 ~ 30 cm,于播前做畦,畦高 20 cm,畦宽 1 ~ 1.3 m,畦长视地形而定。

2. 种植方法

(1)种子繁殖 五味子种子皮坚硬,有油层,不易透水,出苗困难,应于播前进行种子处理。先将五味子果实用温水浸 3 ~ 5 d,搓去果肉,洗出种子,漂去果肉,然后进行催芽。用种子的 3 倍量湿沙充分拌匀,以种子互不接触为度。再挖深、宽各 50 ~ 60 cm 土坑,将种子放于坑内,上盖一层草,再盖土 20 cm 厚。四周挖好排水沟,以防雨水灌入。在催芽过程中,要经常检查,防止发霉。一般沙埋处理 70 ~ 90 d,见胚根稍露,即可播种。

(2)播种 以春播为宜。于畦面横向开沟,行距 15 cm,沟深 5 cm 左右,将种子均匀撒于沟内,覆土 2 ~ 2.5 cm 厚,适当填压,覆盖一层薄草,用绳子固定,以保土壤湿润。一般每亩播种量为 5 kg 左右。

(3)移栽 一般选二年生苗移栽,一年生壮苗也可。栽后易成活,新生根较多,植株生长旺盛,成活率达 80% 以上。采挖野生苗移栽,因无主根、侧根,只是根茎,且不定根又是从根茎上再生,而移栽后缓苗期较长,原须根多枯死,成活率低,生长不旺,生产上采用不多。

移栽于春、夏、秋三季均可,以春、秋两季为好,成活率高。春季应在芽未萌动之前,秋季应在落叶后,夏季应在雨季移栽,挖苗带土坨。于畦面开穴,穴距、穴深各 30 cm。穴底施适量厩肥,覆一层土,然后栽苗。栽时将根舒展开,填一部分土,随之轻轻提苗,再填土踏实,然后灌足水,待水沉下再填土封穴。

❖ **采收加工** 移栽 3 年有一定产量,4 ~ 5 年大量结果。采收期以果实呈紫红色、皮肉厚、有油性为宜。10 月中旬采收。若抢青采收,晒干后颜色暗,多为干焦粒,无油性,质量差。采回后,置阳光下晒干即成。遇雨天可炕干,有条件的也可采用干燥室干燥。温度不宜过高,以免挥发油散失,变成焦粒。干燥过程中,要勤翻动,防止发霉变质。干后,拣去果枝及杂质。

❖ 相关图片

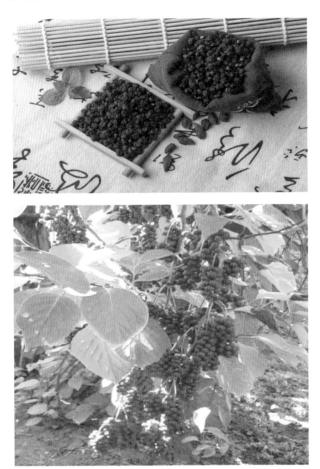

（五）木　瓜

❖ **来　　源**　为蔷薇科植物贴梗海棠的干燥近成熟果实。

❖ **入药部位**　干燥近成熟果实。

❖ **功　　效**　舒筋活络,和胃化湿。

❖ **生长习性**　贴梗海棠属落叶灌木或小乔木,喜光,喜温暖气候,较耐寒,耐瘠薄,不耐水湿。对气候的适应性较广,需充足阳光。喜肥沃、湿润地,渍水地生长不良;花期6~8月份,果期8~10月份。适宜在内乡县坡地、房前屋后种植,要求土壤阳光充足、排水良好且肥沃。

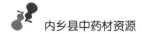

❖ **种植技术**

1.选地 贴梗海棠对土壤要求不严,不论土质肥瘠或平原山地均能栽植,但以向阳平地的肥沃黑岩土及排水便利的地方栽植为宜。

2.分蘖繁殖 贴梗海棠树分蘖力强,据产地经验,分蘖繁殖成活率达95%,且易结果,最长时间4～5年;播种繁殖成活率为60%,结果时间需6～8年,同时木瓜老熟易生虫自行坠落,蓄留种子收获甚少。因此习惯采用分蘖繁殖。其方法是:于惊蛰、春分前后(农历9～11月也可分植)在老树四周挖取分生约70 cm的萌蘖(即幼苗),每5～6株扎成一把,然后进行移栽。

3.移栽 贴梗海棠移栽期以惊蛰前后为好,但9～10月也可移植。移栽时,先挖穴,穴宽34～40 cm,深约34 cm,行株距200～300 cm(瘠土株距200 cm,肥土为300 cm),根据地势以三角形或正方形定植。穴挖好后,施以腐熟的厩肥、枯饼、骨粉、火土灰等作基肥,每穴1瓢,然后盖一层薄薄的细土,以防基肥发热影响植株生长。将扎好的贴梗海棠种苗,每穴栽3～4根,覆土1/2时,用手轻轻地把苗向上提一下,再压紧,使根部紧结土壤,再覆1/2的土,然后用锄头三面捶紧。中间可种玉米和麦子,这样一则便于木瓜吸收肥和水分,二则可以萌蔽,免幼苗被烈日蒸晒死亡,同时充分利用了土地。

❖ **采收加工** 以农历6月间小暑期间采摘为宜。过早采摘则个小瘦弱,过迟采摘则易生虫坠落,同时质地松泡,品质差。因此掌握木瓜下树季节是保证木瓜质量的重要关键。采回后,将鲜木瓜直切对开(即一切两边),用晒垫铺晒,或择定一个斜坡地,地上先垫些树枝,再铺一层干茅草,使其沥水和免潮湿,然后将木瓜铺在草地上仰晒(瓢肉向上)2～3 d,使瓢肉水分渐干,颜色变红,再翻晒3 d,然后又仰晒,约需15个晴天即可晒干。在翻晒过程中,晚上可不收进,因经过日晒夜露,其色更鲜红。在仰晒时,最好不被雨淋,如万一遇雨其影响亦不甚大,在皮面时倘遇雨一两天无多大影响。总之不能使其发生霉烂。

❖ 相关图片

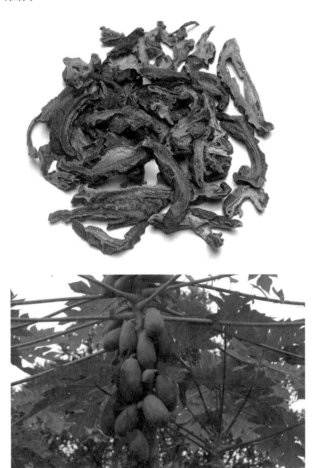

（六）补骨脂

❖ 来　　源　为豆科植物补骨脂的成熟果实。

❖ 入药部位　成熟果实。

❖ 功　　效　温肾助阳,纳气平喘,温脾止泻。

❖ 生长习性　补骨脂属一年生直立草本植物,喜温暖、湿润气候和日光充足的环境。对土壤要求不严,一般土地都可种植。适宜在内乡县荒坡种植。

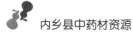

❖ **种植技术**

1. 选地整地　选择向阳、地势高燥、排水良好的荒地或缓坡地种植。秋作收获后,施匀后深耕翻地,整平细耕后,以坡向或阳向开墒种植。坡地墒宽 1.5 ~ 2 m,平地 1 ~ 1.3 m;坡地墒高 10 ~ 15 cm,平地 15 ~ 20 cm。墒面整成龟背形,墒平垡细。

2. 种子处理　播种前先将种子用 1 mg/kg 三十烷醇或 1 mg/kg 赤霉素水溶液浸种 12 h。

3. 播种

(1)直播　在适宜种植区,于清明至谷雨在整好的墒上播种。播种前种子用冷水浸泡 48 ~ 72 h,使其充分吸水,捞出晾干。条播,在墒面上挖行距40 ~ 45 cm,窄墒 3 行,宽墒 5 行条沟。塘播,按株行距(15 ~ 20)cm×(40 ~ 45)cm 规格打塘。沟、塘深 5 ~ 7 cm,在沟中每 10 cm 放入 1 ~ 2 粒,塘播每塘下种 3 ~ 5 粒。覆盖约 5 cm 厚的土,浇透水后再盖 1 ~ 2 cm 厚的干土。覆盖地膜保温保湿,7 ~ 10 d 即可出苗。

(2)育苗移栽　清明前后采取苗床育苗,加盖地膜或加罩小拱棚保温保湿,7 ~ 10 d 出苗,30 ~ 40 d 即可移栽。按直播规格移栽,条栽株行距为(15 ~ 20)cm×(40 ~ 45)cm 栽 1 株;塘栽以(15 ~ 20)cm×(40 ~ 45)cm 每塘栽双株(分开栽),栽时压实根部,浇定根水。

❖ **采收加工**　秋季果实成熟时采收果序,晒干,搓出果实,除去杂质。

❖ **相关图片**

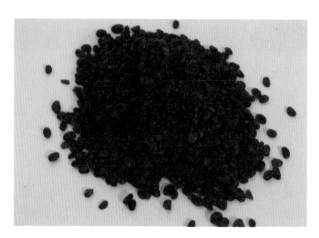

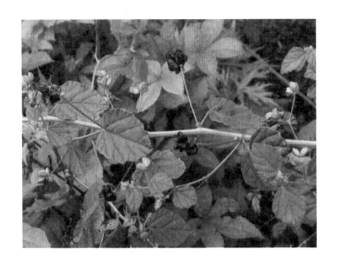

（七）牛蒡子

❖ **来　　源**　为菊科植物牛蒡的干燥成熟果实。

❖ **入药部位**　干燥成熟果实。

❖ **功　　效**　疏散风热,宣肺透疹,解毒利咽。

❖ **生长习性**　牛蒡为二年生草本,根粗壮,肉质;茎直立;喜温暖、湿润的气候,耐寒、耐热能力较强。生长适宜温度为20~25 ℃,喜阳光,适宜在内乡县中性壤土或沙质壤土栽培,牛蒡忌连作。

❖ **种植技术**

1.选土整地　选土质疏松、砂质、肥沃壤土栽种。先深挖20~23 cm,打碎整平,然后按行距100 cm、株距135 cm打穴,穴深3~6 cm。约栽500株/亩。

2.播种　在初春2~3月份播种,也可在初秋7~8月份播种。种子应选充实饱满的,每亩需种子0.3 kg。每穴下种4~5粒,播种10 d左右发芽,待幼苗长出3~4片叶子时,可进行间苗,使每穴留1株最健壮的小苗。

❖ **采收加工**　9~10月份,当种子黄里透黑时剪下果枝,摊放地上沤3~5 d,晒干后,用木板打落种子,除去杂质,晒至全干后即成商品。

❖ 相关图片

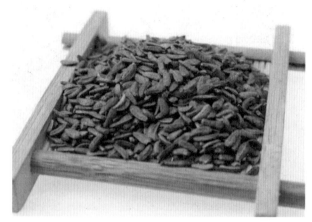

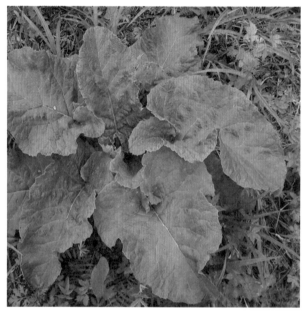

（八）马兜铃

❖ **来　　源**　为马兜铃科植物北马兜铃或马兜铃的成熟果实。

❖ **入药部位**　成熟果实。

❖ **功　　效**　清肺降气,止咳平喘,清肠消痔。

❖ **生长习性**　北马兜铃为多年生缠绕性草本,茎长达 2 m 以上为中药天仙藤,其根圆柱形,称青木香;喜光,稍耐阴。喜砂质黄壤。耐寒。适应性强。适宜在内乡县海拔 200 ~ 1 500 m 的山谷、沟边种植。

❖ **种植技术**　选择排水良好、土地肥沃的沙质壤土。育苗地深翻 30 cm,将基肥翻入地里,把细整平,以待播种。通常采取种子繁殖和分根繁殖两种方法。

1. 种子繁殖　春播前,将饱满的种子用 35 ℃的温水浸种 20 ~ 30 min,捞出稍晾。在向阳处或温暖处挖一个 60 cm×60 cm 正方形的,45 cm 深的坑,坑底铺砂 5 cm。再用湿沙和种子掺匀(湿沙与种子之比为 3∶1)放入坑内,厚度以 20 cm 为宜,坑口覆盖塑料薄膜以保持一定湿度。20 d 左右种子萌发即可播种。春播期,清明至谷雨期间。在整好的育苗地中,做 1 m 宽平畦,地干需在畦里浇水。播时,在畦面上按行距 15 cm 开 1.5 cm 深沟,将已萌发的种子拌细砂撒于沟内,覆土耧平,轻轻填压。一般催芽种子播后 8 d 左右出苗,20 d 内即可齐苗。每亩用种量为 1 ~ 1.5 kg。①直播:选好种植地块,按行距 75 cm、株距 30 cm 穴播,将开穴处土刨松后,每穴施土杂肥 2.5 ~ 5 kg,与土拌匀后填平穴,向穴内灌水,待表土稍干松时,在穴面上挖窝,每窝撒种子 7 ~ 8 粒,覆土约 1 cm 厚,轻轻填压。幼苗出土前保持地面湿润。②移栽:马兜铃种植育苗在翌年 3 月下旬至 4 月上旬移栽。按行距 75 cm、株距 30 cm 开 6 cm 深的穴。每穴放 1 ~ 2 株,以芦头低于畦面 1.5 cm 为宜。栽时要使根部舒展,栽后覆土,压紧,浇水。亦可利用林间、庭院、篱笆边、田埂、地堰、水渠两侧栽种。

2. 分根繁殖　整地、施肥等与种子直播方法相同。在清明前后,选生长 3 年以上的植株,选无病虫害的根,切成 9 cm 左右长的小段。在整好的畦面开 6 cm 深的穴,每穴平放 1 段,覆土压紧。栽时如土壤干旱,先灌水,待水渗下稍干时再栽。分根繁殖结果早,若管理好,当年就能结果。

❖ **采收加工**　秋季果实由绿变黄时采收,干燥。

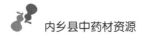

❖ 相关图片

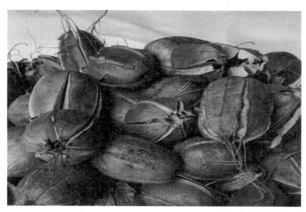

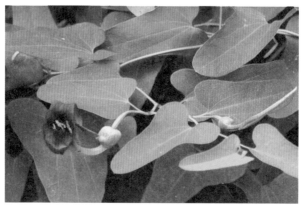

（九）苍耳子

❖ 来　　　源　为菊科植物苍耳的带总苞的果实。

❖ 入药部位　干燥果实。

❖ 功　　　效　散风除湿,通鼻窍,祛风湿。

❖ 生长习性　苍耳为一年生草本,高可达 1 m,茎直立,有分枝,花期 7~8 月份,果期 9~10 月份。喜生长在土质松软深厚、水源充足及肥沃的 pH 值为 5 左右的地块上。适宜在内乡县大面积种植。

❖ 种植技术

1.选地整地　选林地应选择阳坡、海拔较高、土层厚、排水良好、结构疏松的黄红壤或山地棕壤土、pH 4.5~6.0 的地方。

2.播种　清洗选择好的种子,阴干后即可播种。若遇秋旱需要短期贮存,可采用湿沙贮藏。种子发芽率随贮藏期的延长而下降。若延至第2年播种,发芽率明显下降,发芽也不整齐。因此,应在8月下旬至9月底播种。播种育苗应选择排灌条件良好的沙质壤土,深翻,耙碎,平整,作高畦,畦宽1 m,畦高20 cm,开横沟,施基肥,沟距30~40 cm,深5~6 cm。将沙藏的种子均匀播在沟内,每亩播种量为20~25 kg,覆土2~3 cm厚,盖草,大部分苗出土时及时揭去。幼苗出土半月,及时灌水、浅中耕、除草、间苗。培育1~2年后,苗高60~70 cm,即可出圃定植。

3.定植 移栽时期以早春或晚秋落叶后较好。挖苗前1~2 d浇透水,起苗后,应修剪断残根,带土或用泥浆浆根。可按株行距2 m×3 m,挖大穴,直径50 cm,深40 cm。栽苗不需过深,在根茎3~4 cm处,覆土踏实,浇足定根水。

❖ 采收加工 8~9月份果实成熟时摘下晒干,或割取全株,打下果实,除净杂质,晒干。炒苍耳子方法为:取净苍耳子置锅内,文火炒至表面深黄色、有香气逸出时,取出放凉,去刺,筛净。

❖ 相关图片

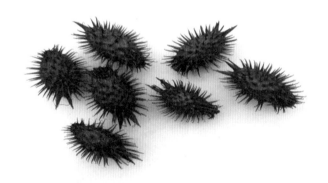

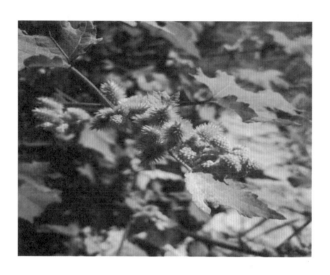

（十）地肤子

❖ **来　　源**　为藜科植物地肤子的干燥成熟果实。

❖ **入药部位**　干燥成熟果实。

❖ **功　　效**　清热利湿,祛风止痒。

❖ **生长习性**　地肤子为一年生草本,适应性较强,喜温、喜光、耐干旱,对土壤要求不严格,适宜在内乡县大面积种植。

❖ **种植技术**　可直播或育苗移栽。露地直播可于4月上旬进行,播种前要施足底肥,穴播、条播、撒播均可。保护地育苗可于3月上旬到中旬播种,覆土为种子直径的3~4倍,经6~7 d出苗。定苗或移栽:若直播,苗高15~20 cm以后,结合采收幼苗,按株行距70 cm×100 cm定苗。苗床培育的幼苗于苗高6~10 cm时定植大田。

❖ **采收加工**　秋季果实成熟时割取植株,晒干,打下果实,除净枝、叶等杂质。

❖ 相关图片

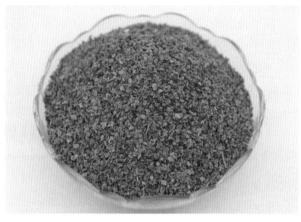

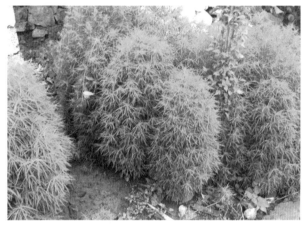

（十一）瓜　蒌

❖ **来　　源**　为葫芦科植物栝楼或双边栝楼的干燥成熟果实。

❖ **入药部位**　干燥成熟果实。

❖ **功　　效**　清热涤痰，宽胸散结，润燥滑肠。

❖ **生长习性**　栝楼为多年生草质藤本植物，喜温暖、湿润的环境，比较耐寒，不耐干旱。栝楼果实、根均可入药，经济价值高，适宜在内乡县种植。

❖ **种植技术**

1. 选地整地　选择通风透光、土层深厚、疏松、肥沃、排水良好的沙质壤土地块，于秋末冬初进行深翻，耙细，翌年春季整地，做畦待播种。

2.种植方法

（1）种子繁殖　在清明至谷雨间进行播种,播前种子用40 ℃的温水浸泡24 h,捞出,稍晾。按行距20 cm、株距12 cm开穴点播。穴深4 cm,每穴放种子1～2枚,覆土,随即浇水。出苗前经常保持地面湿润。在温度20 ℃左右的情况下,一般20 d左右即可出苗,翌春移栽,株行距1.2 m×1.5 m。

（2）分根繁殖　选好种株,以收根(天花粉)为目的多选雄性植株。清明至立夏期间将根挖出,切成6～9 cm长的小段,用草木灰涂抹切口。注意勿伤须根。凡断面鲜白者可作种根,断面有黄筋者不宜作种。在已整过的畦面上,按株行距1.2 m×1.5 m挖穴,平放种根,覆土5～10 cm厚,稍填压。上面封土25 cm保墒。如果气候正常,栽后半个月萌芽,扒平封土,幼苗即可生长。干旱时,开沟浇水。

3.压蔓繁殖　因栝楼有生长不定根的特性,在夏季雨水充足、气温高时,将健壮的蔓拉于地下,在叶基部压土,生根后即可截断茎枝,形成新的植株。但此法生长缓慢,一般只作补苗用。

❖ **采收加工**　秋天栝楼果实陆续成熟,当果实表皮有白粉,并变成淡黄色时,分批采摘,成熟一批采收一批。采收时,用剪刀在距果实15 cm处,连茎剪下,悬挂通风干燥处晾干,即为全瓜蒌。

❖ **相关图片**

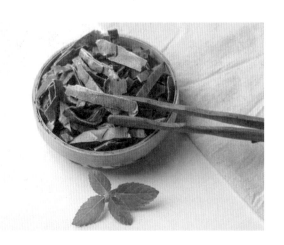

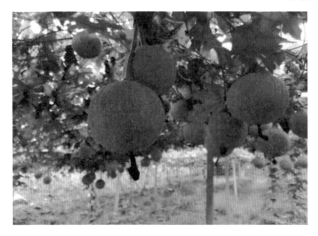

（十二）小茴香

❖ **来　　源**　为伞形科植物茴香的干燥成熟果实。

❖ **入药部位**　干燥成熟果实。

❖ **功　　效**　散寒止痛，理气和胃。

❖ **生长习性**　茴香是一年生草本，药食两用，耐旱，喜高温、强光，怕阴雨，不耐涝，适应性强，对土壤要求不严，采收方便，适宜在内乡县种植。

❖ **种植技术**　茴香根系强大，抗旱怕涝，选择土层深厚、通透性强、排水好的沙壤或轻沙质壤土种植，前作以小麦、瓜类、豆类等为宜，忌重茬连作，前作物收获后及时耕翻平整，灌足底墒水。茴香种子小，发芽后的幼苗顶土力弱，应精细整地，一般早春3月土壤解冻后及时耕翻平整，铲高垫低。

❖ **采收加工**　秋季果实初熟时采割植株，晒干后打下果实，除去杂质。

❖ **相关图片**

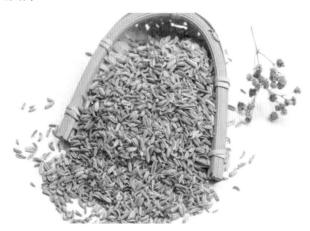

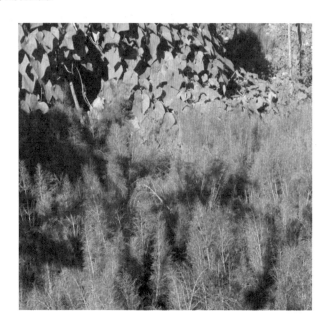

（十三）花　椒

❖ **来　　源**　为芸香科植物青椒或花椒的干燥成熟果皮。

❖ **入药部位**　干燥成熟果皮。

❖ **功　　效**　温中止痛，杀虫止痒。

❖ **生长习性**　花椒属耐旱性植物，落叶乔木，怕涝，喜光照。有很强的适应性，适宜在内乡县道路旁边、房前屋后的空地、荒山或丘陵种植。

❖ **种植技术**

选取生长健壮且结果多的早熟品种，一般是在初春待土壤解冻后种植选取的土质主要以透气较好的沙质壤土为主，向土壤施加适量的有机肥，加入水分后将上面的杂草清理掉，再将土壤进行深耕处理 1 次，保证土壤平整疏松即可。栽种后保持间距在 30 ~ 40 cm，在上面覆盖一层地膜，地膜的四周用土压实。

❖ **采收加工**　秋季采收成熟果实，晒干，除去种子和杂质。

❖ 相关图片

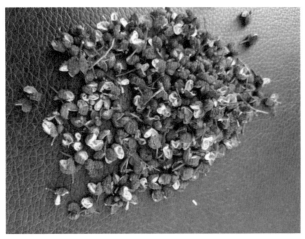

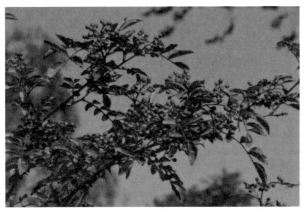

（十四）桑 葚

❖ **来　　源**　为桑科植物桑树的干燥果穗。

❖ **入药部位**　干燥果穗。

❖ **功　　效**　补血滋阴,生津止渴,润肠燥。

❖ **生长习性**　桑树为落叶乔木或灌木,喜光,喜温暖、湿润气候,耐寒,耐干旱瘠薄,不耐积水。对土壤适应性强,在酸性土、中性土、钙质土和轻盐碱土上均能生长。根系发达,有较强抗风力。

❖ **种植技术**

1.育苗　分种子育苗、扦插育苗两种。一般采用种子育苗。

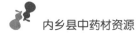

2.种子处理　播前用50 ℃温水浸种,待自然冷却后,再浸泡12 h,放湿沙中贮藏催芽,经常保持湿润,待种皮破裂露白时即可播种。

3.嫁接育苗　一般利用本地品种的桑树种子繁殖的实生苗作砧木,利用产量高、叶质好的优良桑树品种作接穗。在接后的10～15 d检查是否成活,未成活的需补接。

4.选地　选择土层深厚或靠近水源的肥沃土地。桑树栽植时间以大雪后立春前为最好。种植前对地进行全垦,后开行沟施基肥,回土。

❖ **采收加工**　4～6月份待果实变红时采收,晒干,或蒸后晒干。

❖ **相关图片**

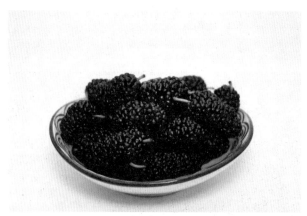

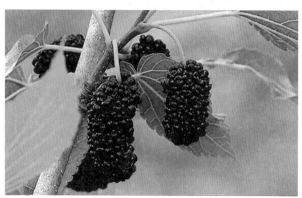

（十五）山茱萸

❖ **来　　源**　为山茱萸科植物山茱萸的成熟果肉。

❖ **入药部位**　成熟果肉。

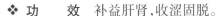

❖ **功　　效**　补益肝肾,收涩固脱。

❖ **生长习性**　山茱萸属落叶乔木,为暖温带阳性树种,生长适宜温度为
20~30 ℃,超过35 ℃则生长不良。抗寒性强,可耐短暂的-18 ℃低温,山茱
萸较耐阴但又喜充足的光照,通常在山坡中下部地段,阴坡、阳坡、谷地及河
两岸等地均生长良好,一般分布在海拔400~1 800 m的区域,其中600~
1 300 m比较适宜。山茱萸宜栽于排水良好、富含有机质、肥沃的沙质壤土
中。黏土要混入适量河沙,增加排水及透气性能。

❖ **种植技术**

1. 种子处理　因种子的种皮厚而坚硬,水分不易浸入,发芽慢、发芽率
低,播种前常进行种子处理。一法是温汤浸种,用60 ℃热水浸泡种子2 d捞
出,晾干再播种。二法是人尿浸种15~20 d,然后用草木灰拌合后再播。三
法是用浓硫酸泡种子1 min,再用清水漂洗后播种。但陕西省中医药研究院
栽培组通过试验认为,山茱萸种子发芽出苗须经过一个先高温(夏、秋)、后
低温(冬)、再高温(春)的过程,而播种前不必进行种子处理,比如:今年选的
种,今年冬播或明年春播,都是在后年的4月才可出苗。

2. 催芽播种　秋季将鲜果剥去果肉,种子催芽处理,果核用5倍细沙土
(沙土含水量约30%,即手握成团,落地即散)与种子拌匀。在室外不积水的
地方,挖坑或放入木箱中,坑上盖沙土7~10 cm与地面平,上边再覆盖杂草。
天旱时,每隔7~10 d喷水1次,保持种子湿润。夏季大雨时将坑盖严,防止
种子被雨水浸泡而腐烂。早春约有40%种子萌发,将种子播于已整好的畦
里,条播,开浅沟3~5 cm深。种子撒入沟内,覆土楼平。一般10~15 d即
可出苗。

3. 适时移栽　育苗播种1~2年,苗高50~70 cm左右,在11月封冻前
后,按株行距2 m×3 m在山坡、地堰等土地上,挖坑栽种。起苗时,需将树苗
连须根一齐挖出,搬到挖好的坑内,每坑1棵。移栽时,使根系伸展开,再将
拌肥料的土填于坑内,捣实。移栽后随即浇水,待水渗下后,将四周的土培
到根部,用脚踩实。

4. 田间管理

(1)苗期管理　出苗前要保持土壤湿润。出苗后除杂草。幼苗期苗高
15 cm时可锄草并追肥1次。若小苗太密,在苗高12~15 cm时可间苗。幼
苗松土施肥2~3次。当年幼苗达不到定植高度时,入冬前浇1次冻水,加盖
杂草或牛马粪,以利保温保湿安全越冬。

(2)定植后的管理　①灌溉:一年应有3次大灌溉。第1次在春节发芽

开花前,第2次在夏季果实灌浆期,第3次在入冬前。②除草施肥:每年中耕除草4~5次。春、秋两季各追肥1次,10年以上大树每株施农家肥5~10 kg。追肥时期以4月中旬的幼果初期效果最佳。盛花及坐果期追肥,喷0.1%硼溶液效果也较好。③剪枝:幼树高1 m时,2月间打去顶梢,促进侧枝生长。幼树期,每年早春将树基丛生枝条剪去,促进主干生长。修剪以轻剪为主,促进营养枝迅速转化为结果枝。将过细、过密的枝条及徒长枝从基部剪掉,以利通风透光,提高结实率。对于主枝内侧的辅养枝,应在6月间进行环状剥皮、摘心、扭枝,以削弱长势,促进早结果,早丰产。幼树每年培土1~2次,成年树可2~3年培土1次,若根露出土,应及时壅根。

❖ **采收加工** 从育苗、移栽定植到开花结果,栽植地的土、水、肥条件较好的,8年就可见效;反之,则需15年左右。种植于向阳地域的山茱萸,一般在9月下旬成熟,种植于庭院和荫蔽的,则在9月下旬至10月上旬成熟。其果实大多数由青色变成红色时采收。采收时,切忌损坏树枝和花蕾,以免影响来年产量。果实采收后,除去叶片、果柄和杂质,放入沸水中煮5~10 min(以能捏出种子为度),捞出放入冷水中浸泡或稍凉后捏去果核,置于簸箕或竹席上摊薄晾干或微火烘干(切忌急火烘烤或在锅内炒干,以免影响颜色,达不到商品标准)。不能及时捏皮去核的果实,一定要摊晾,不能堆积,以免沤烂。

经加工的成品,以净皮无核、肉厚柔软、色紫身干者为佳品;皮中有核、皮色变黑者为次品。

❖ **相关图片**

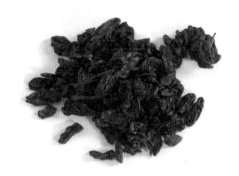

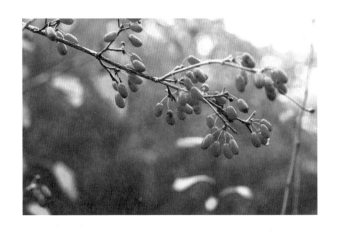

（十六）白扁豆

❖ 来　　源　为豆科植物扁豆的成熟种子。

❖ 入药部位　成熟种子。

❖ 功　　效　健脾化湿,和中消暑。

❖ 生长习性　白扁豆为一年生草质藤本,茎光滑,喜温暖、潮湿的气候和阳光充足的环境。在土层深厚、肥沃、疏松、排水良好的沙质壤土生长良好。白扁豆药食两用,鲜品可作蔬菜食用,产量大。适宜在内乡县房前屋后、空地大面积种植。

❖ 种植技术

1.选地整地　选择土层深厚、疏松、富含腐殖质的向阳地块成片种植,也可利用房前屋后、零星地块种植。

2.种植　4月下旬,在整好的畦面上,按行距60 cm、穴距50 cm挖穴,穴径和深各10 cm,每穴施入土杂肥5 kg,与底土混匀作基肥,每穴播入3～4粒种子,播后盖一层厚4 cm的细土,然后浇水湿润,并盖草保温、保湿。出苗后撤除盖草。

3.间苗　当苗高10～15 cm时,进行中耕除草并间苗。每穴留壮苗2株,当苗高30 cm时,搭设"人"字形支架,引导茎蔓攀援生长。开花前,剪去部分分枝,使养分集中开花结果。

❖ 采收加工

1.采收　白扁豆在9～10月份,当果壳变为黄白色略现皱缩时采摘;扁豆花于6～7月份含苞待放时采摘。

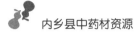

2.加工　白扁豆荚果采回后,晒干,用木棒拍打出种子,簸去杂质,晒干即成商品。

❖ 相关图片

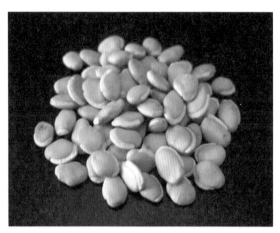

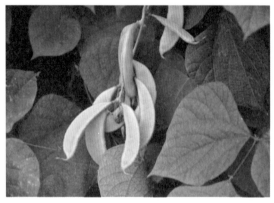

（十七）柏子仁

❖ 来　　源　为柏科植物侧柏的干燥成熟种仁。

❖ 入药部位　干燥成熟种仁。

❖ 功　　效　养心安神,润肠通便,止汗。

❖ 生长习性　侧柏属阳性树种,喜光,能耐高温,但幼时稍耐阴。适应性强,对土壤要求不严,在酸性、中性、碱性和轻盐碱性土壤中均可生长,喜生于湿润、肥沃、排水良好的钙质土壤。萌芽力强,能耐干旱、瘠薄,悬崖峭壁上都能生长。浅根性树种,但侧根发达,耐寒力较强,抗风能力较弱。低湿地不宜栽植。适宜内乡县山区乡镇山坡种植,一次投入,多年收益。

❖ **采收加工**　侧柏种仁在内乡县约于 9 月下旬开始成熟。可于种子成熟但果球尚未开裂前采摘,果球晒至全干、开裂,除去果壳收集种子。也可在初冬捡拾、扫取成熟后自然落地的球果及种子,筛簸挑拣果壳杂质,收集种子。将收集的种子簸扬或水漂冲去空瘪者,留取成熟饱满的种子充分晒干,用石碾或破碎机碾碎种壳(外种皮),用水漂去种壳,将种仁捞出晒干,扬簸数遍,直至种仁纯净即成。

❖ **相关图片**

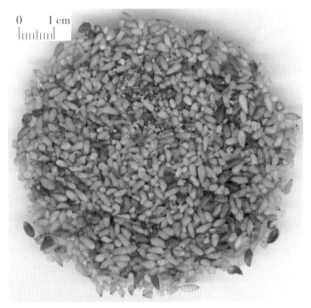

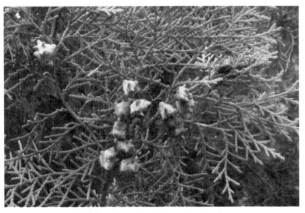

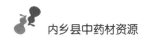
（十八）酸枣仁

❖ **来　　源**　为鼠李科植物酸枣的干燥成熟种子。

❖ **入药部位**　干燥成熟种子。

❖ **功　　效**　养肝,宁心,安神,敛汗。

❖ **生长习性**　酸枣喜欢温暖、干燥的环境,耐碱、耐寒、耐旱、耐瘠薄,不耐涝,适应性强。无论山区、丘陵、平原,只要有扎根之处,都能生根、开花、结果。野生酸枣树喜阳,一般在陡峭的山坡上比较常见,酸枣树根能不断分蘖,繁殖很快,在干旱的丘陵和山区是自然绿化的先锋树种。适宜在内乡县山区乡镇山坡种植,一次投入,多年收益。

❖ **种植技术**　栽培管理技术:野生酸枣通过剪枝、定干、抚育成材等措施,产量较野生明显提高。①嫁接。以野生酸枣为砧木,嫁接品种优良、出仁率高的酸枣品种,可促使野生酸枣尽快成林,且产量高、质量好。②施肥。经产区试验,对酸枣每株施尿素 0.25 kg 或农家肥 20 kg,施后灌水,与野生状态相比,增产效果显著。③开甲。用快刀环切树枝 1 周,称为“开甲”。产区认为“开甲”是防止酸枣落花、落果,提高产量的重要措施之一。方法是于6 月中下旬在树干距地面 20 cm 的树干上,用快刀环切 1 周,深度以达到木质部为宜,但不可伤及木质部,以免破坏形成层。切痕深度约 3 mm。对幼树要隔年“开甲”。“开甲”部位要逐年上移 10～15 cm。通过“开甲”,阻止养分下运,保证开花、结果营养的需要,防止落花、落果,达到增产的目的。

❖ **采收加工**　秋季果实成熟时采收,除去果肉,将果核晒干,碾碎果核,筛取种仁,晒干即成。

❖ **相关图片**

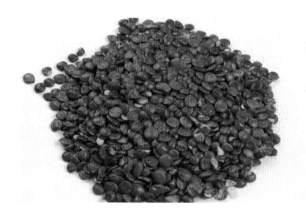

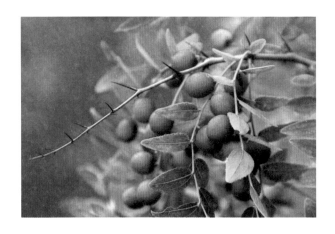

（十九）薏苡仁

❖ **来　　　源**　为禾本科植物薏苡的干燥成熟种仁。

❖ **入药部位**　干燥成熟种仁。

❖ **功　　　效**　利水渗透湿,健脾止泻,除痹,排脓,解毒散结。

❖ **生长习性**　薏苡属一年生草本,杆直立丛生,喜温和、潮湿气候,忌高温、闷热,不耐寒,忌干旱,尤以苗期、抽穗期和灌浆期要求土壤湿润。气温15 ℃时开始出苗,高于25 ℃,相对湿度80%以上时,幼苗生长迅速。种子容易萌发,发芽适宜温度为25~30 ℃,发芽率为85%左右。种子寿命为2~3年。薏苡仁药食两用,市场需求量大,适宜在内乡县大面积种植。

❖ **种植技术**

1.土壤　薏苡对土壤要求不严,除过于干燥不宜栽培外,一般土地均可栽种。但以肥沃的沙质壤土为最好。它对地力消耗极大,不宜连作,最好与豆类作物连作。

2.整地播种　播种前用犁翻耕整平做畦,畦宽100~130 cm。农历2~3月进行播种,一般多为点播,也可采用条播。点播行株距多为17~20 cm,每穴下种子4~5粒,然后覆土3 cm左右,10~15 d即可出苗。

❖ **采收加工**　农历9~10月,植株茎叶变黄,果实成熟时收割,择晴天用镰刀割取全株晒干,打落果实后晒干,碾去外壳及外皮,簸去或用风车吹去皮壳糠灰,收集种仁即成。

❖ 相关图片

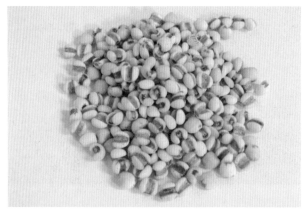

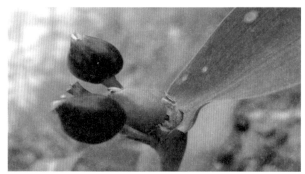

（二十）赤小豆

❖ 来　　源　　为豆科植物赤小豆的干燥成熟种子。

❖ 入药部位　　干燥成熟种子。

❖ 功　　效　　利水消肿，解毒排脓。

❖ 生长习性　　赤小豆有较强的适应能力。对土壤要求不高，耐瘠薄，忌连作，黏土、沙土都能生长。既耐涝，又耐旱，晚种早熟，生育期短，栽培技术简单，可做补种作物。药食两用，市场需求量大，适宜在内乡县大面积推广种植。

❖ 种植技术

1.整地做畦　　赤小豆不能重茬，所以种植地的前茬作物不能是豆科的作物，最好是种植过小麦、玉米或者是高粱等农作物的农地。种植地的土壤肥力不用太充足，排水系统要完善，同时要利于灌溉，最重要的是光照要充足。

2. 播种方法　赤小豆播种的时间和种植地的气候有很大的关系,但在我国种植赤小豆,一般是在4月初到5月份这段时间进行播种。赤小豆播种的方式一般是采用条播或穴播。条播每条间的距离一般是35 cm左右。然后按照间隔为25 cm的距离均匀地撒放种子,覆土掩种即可。穴播则是按照每隔30 cm的距离进行开穴,然后在每个穴中撒入4~5粒种子,最后盖土掩种等待出苗。

❖ **采收加工**　秋季果实成熟而未开裂时拔取全株,晒干,打下种子,除去杂质,再晒干即成。

❖ **相关图片**

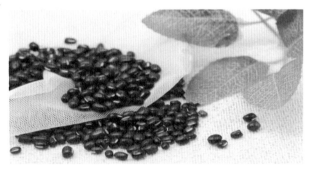

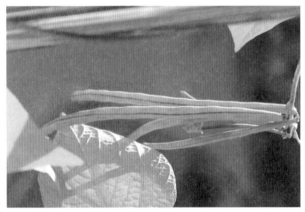

（二十一）王不留行

❖ 来　　源　为石竹科植物麦蓝菜的干燥成熟种子。

❖ 入药部位　干燥成熟种子。

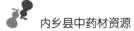
❖ **功　　效**　活血通经,下乳消肿,利尿通淋。

❖ **生长习性**　麦蓝菜属一年生草本,高 30～70 cm,茎直立。喜温暖、湿润的环境,适宜在内乡县田边地头、丘陵、荒地种植。

❖ **种植技术**

1.选地整地　播种时间应定在大秋作物起茬后的 9 月中下旬至 10 月上旬进行,春种夏收。宜选土壤疏松、肥沃、排水良好的夹沙土种植。选地后,然后充分整细整平,开宽 1.3 m 的高畦,四周开好排水沟待播。

2.播种方法　王不留行可点播或条播。点播,即在整好的畦面上,按株行距 20 cm×25 cm 挖穴,穴深 3～5 cm。然后按每亩用种量 1 kg,将种子与草土灰,制成种子灰,每穴均匀地撒入 1 小撮,播后覆盖细肥土,厚 1～2 cm。条播,即按行距 25～30 cm 开浅沟,沟深 3 cm 左右。然后,将种子灰均匀地撒入沟内。播后覆细土 1.5～2 cm,每亩用种 1.5 kg 左右。

❖ **采收加工**　秋播后的第 2 年 4～5 月份采收。一般当王不留行子多数变黄褐色、少数已变黑色时就要将地上部分齐地面割下。割回后,置通风干燥处晾晒 5～7 d,待种子全部变黑时,晒干、脱粒、扬去杂质,再晒至全干即成商品。

❖ **相关图片**

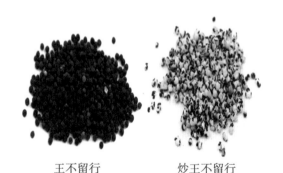

王不留行	炒王不留行
呈球形,表面呈黑色,少数呈红棕色,略有光泽,有细密颗粒状突起,一侧有一凹陷的纵沟。质硬,味微涩苦。	大多数呈球形爆花状,表面呈白色,略带黑色,质松易碎,气香。

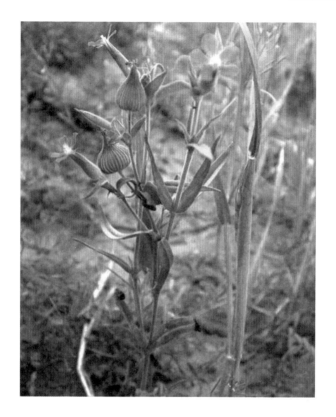

（二十二）牵牛子

❖ **来　　源**　为旋花科植物裂叶牵牛或圆叶牵牛的干燥成熟种子。

❖ **入药部位**　干燥成熟种子。

❖ **功　　效**　利水通便,消痰涤饮,杀虫攻积。

❖ **生长习性**　牵牛属一年生蔓性缠绕草本,适应性较强,对气候、土壤要求不严,但以温和的气候和中等肥沃的沙质壤土为宜。怕积水,喜光照充足的环境和通风良好的地方,喜温暖、湿润的环境,适宜生长温度是 10～20 ℃。生于山野灌丛中、村边、路旁。

❖ **种植技术**　于 4～5 月份播种,先将种子浸温水 4～6 h 或用硫酸处理,播种后覆土约 1 cm 厚,保持土壤湿度,5～6 d 后发芽,叶 2 枚时可移植,株距 30 cm。播种前翻土做畦(如利用篱边、墙边、田埂等地种植,则不需做畦),畦宽约1.3 m,按株距 23～33 cm、行距 30～50 cm 开穴,每穴播种子4～5 粒。播后覆细土一层,以种子不露出为宜。种子发芽后,幼苗长叶 2～

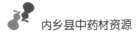
3 片时,便须间苗、补苗,亦可进行移植。以每穴保留 2~3 株即可。

　❖ **采收加工**　8~10 月份果实成熟、果壳尚未裂开时采收、晒干。

　❖ **相关图片**

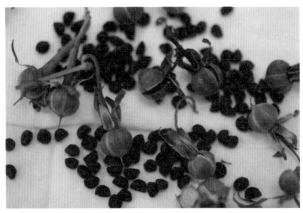

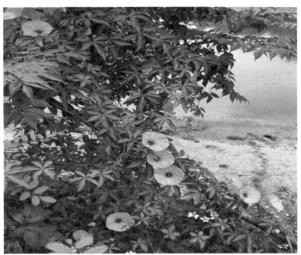

（二十三）莲　子

　❖ **来　　源**　为睡莲科植物莲的干燥成熟种子。

　❖ **入药部位**　干燥成熟种子。

　❖ **功　　效**　补脾止泻,止带,益肾涩精,养心安神。

　❖ **生长习性**　莲属多年生水生草本,喜强光照射,生长在平静的浅水中,喜富含腐殖质的肥沃泥土。

❖ **种植技术**

1. 选地整地　选择气候温暖的池塘、湖田或小溪连成的池泽栽种。

2. 选种栽种　莲分为 3 种。

（1）白莲　藕小而短，每节 24 cm 左右，一般 3 节，有 3 个旁枝，藕丝呈白色，多而长。藕不易折断，藕皮呈肉色。荷叶较小，叶片薄而光滑，梗刺少。荷花分纯白色、尖红身白、淡红 3 种。莲蓬大、结子密，果实呈圆球形、肉肥壮坚实、质量好、产量高。

（2）冬瓜莲　藕肥长，每节长 34 cm 以上，筒子粗，有 3~4 节，藕丝少而短，藕脆，皮呈白色。荷花各种色都有，比荷叶高出 17 cm 左右。莲蓬大、结子稀，果实两头尖，腰呈鼓形，似"冬瓜"。单产较白莲低，质次于白莲。

（3）红莲　藕肥而长，有 3~4 节，有 3~4 个旁枝。荷叶表面刺多而明显，叶片大、荷梗粗、刺更多。荷花为红色，比荷叶高出 17~33 cm。莲蓬大小不一，莲心内凹，果实小而长，肉味涩，产量低，质较次。

此 3 种莲子各有用途，前两种多供食用，后者多供药用。故均有栽培。

3. 栽种方法　选细小、芽心饱满的藕作种栽，排水整地后，按行距 1.0~1.3 m 开沟，株距 67 cm，将种藕顺序平列植于泥中，茎芽须向上，深栽 17~20 cm，用棍插进种藕两侧，将其固定，以防灌水后漂浮。

❖ **采收加工**　立秋后为采摘盛期，秋分后采摘完毕。采摘时选择莲壳呈黑褐色、莲子缩小、摇之有"响声"的成熟果实采摘。剪下莲蓬，剥出果实，趁鲜用快刀划开、剥去壳皮，晒干即为莲子。

❖ **相关图片**

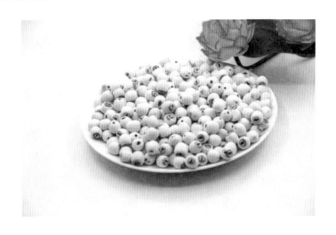

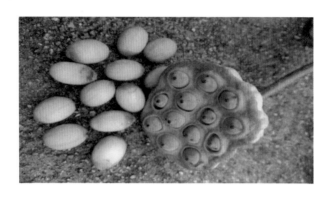

(二十四)火麻仁

❖ 来　　源　为桑科植物大麻的干燥成熟种子。

❖ 入药部位　干燥成熟种子。

❖ 功　　效　润肠通便。

❖ 生长习性　大麻为一年生直立草本,高 1～3 m,密生灰白色贴伏毛,花期 5～6 月份,果期 7 月份。喜光,适宜温度在 16～28 ℃,对土壤的要求比较严格的,常以土层深厚、保水保肥力强且土质松软肥沃、含有机质,地下水位较低的地块为宜。

❖ 种植技术

1. 整地　选择肥沃、背风、排灌方便的地块。秋季收获后,将第 2 年准备栽培大麻的地块深耕 1 次,翌年春季解冻后浅耕 1～2 次。

2. 播种　在每年清明至谷雨间播种。播前将种子筛簸干净,晒 1～2 d,以 15～20 cm 行距楼播,播深 3 cm。开沟溜籽也可,实行宽幅(10～20 cm)条播。

3. 苗期管理　苗高 10～15 cm 时定苗,每亩 3 万～4 万株,要注意留足、留齐、留匀。定苗后至苗高 65 cm 前,中耕除草 1～2 次。出苗后 1 个月内一般不浇水,到 6 月份快速生长期间应适时浇水防旱,地面保持湿润,但不宜积水。

4. 收获　大麻为雌雄异株,雄株(花麻)只开花散粉不结籽,成熟较早,要先收;雌株结籽,成熟较晚,中下部叶片脱落时为采麻收获适期。收割时,齐地砍倒,削去枝叶,按长度分级,扎成直径为 20～25 cm 的小捆。

❖ 采收加工　秋季果实成熟时采收,除去杂质,晒干。

❖ 相关图片

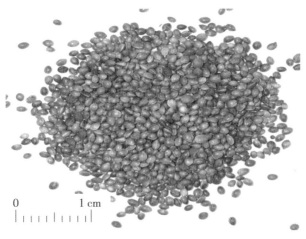

0　　　　1 cm

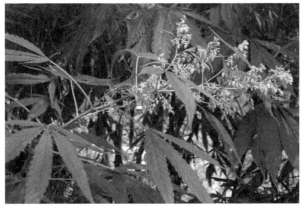

（二十五）冬瓜子

❖ **来　　源**　为葫芦科植物冬瓜的干燥种子。

❖ **入药部位**　干燥种子。

❖ **功　　效**　润肺,化痰,消痈,利水。

❖ **生长习性**　冬瓜为一年生攀缘草本,喜温,耐热,对土壤要求不严格,沙质壤土或枯壤土均可栽培,但需避免连作,适宜在内乡县种植。

❖ **种植技术**

1.选地整地　冬瓜根群发达,对土壤要求不太严格,一般选向阳、排水良好、土层深厚、富含有机质的沙质壤土就可以了。选好地后,要深翻土

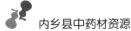

壤,并施足基肥,然后整平以备后期栽植。

2.播种 挑选一些健康饱满的冬瓜种子,用清水洗净再浸泡 5~6 h,催芽温度以 30 ℃为宜。将处理好的种子均匀地播种到苗床上,覆层土、浇少量水即可。

3.移苗定植 当苗长出 2~3 叶真叶、苗龄 20~30 d 时即可移苗定植。

4.田间管理技术

(1)水分管理 冬瓜叶面积大,蒸腾作用强,需要较多水分,但空气湿度过大或过小都不利于授粉、坐果和果实发育。

(2)肥料管理 冬瓜生长期长,植株营养生长及果实生长发育要求有足够多的土壤养分。

(3)搭架与整蔓 定植后待苗高 50~60 cm 时即搭架引蔓。

(4)病虫防治 冬瓜生长期间,会出现枯萎病、白粉病、炭疽病。

❖ **采收加工** 取籽、晒种及贮藏。选晴天取籽。取籽时,一般选择肉厚、空腔小的果实中部的种子,将种瓤搓揉分离后,用水漂洗去瓤,并将籽搓洗至无黏液后晒干。操作过程中不能用铁容器盛装,以防籽色变暗。种子不能直接摊放在水泥地上晒,最好放在竹器上,摊晒厚度越薄越好,争取第 1 天将种皮晒干,但不能暴晒,防止因种皮脱水过快,引起种皮开裂。未充分晒干前不可堆放,种子充分晒干后装放于阴凉干燥处贮藏。

❖ **相关图片**

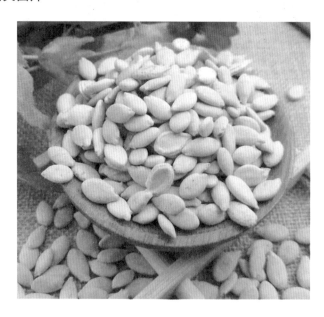

（二十六）葶苈子

❖ **来　　源**　为十字花科植物播娘蒿或独行菜的干燥成熟种子。

❖ **入药部位**　干燥成熟种子。

❖ **功　　效**　泻肺降气、祛痰平喘、利水消肿。

❖ **生长习性**　一年生草本，高 20～80 cm，茎直立多分枝，花期 3～4 月份；果期 5～6 月份；播娘蒿喜欢生长在温暖、湿润、阳光充足的环境，适宜在内乡县土质疏松、肥沃湿润且排水良好的乡镇种植。

❖ **种植技术**　葶苈子的最佳播种时间是 9～11 月份，播种时选择品种优良、颗粒饱满的种子，可采取穴播或条播的方法，穴播要在畦面按株行距 20 cm×40 cm 开穴，每穴播种几粒，覆土浇水即可。条播要在畦面按行距 40 cm 开浅沟，将种子均匀地撒入沟内，同样覆土浇水即可。

❖ **采收加工**　一般在 5 月底或 6 月上旬采收。当果序有 2/3 的果实变成黄绿色时，即为采收时期，应立即收割。采收宜选晴天露水干后进行，用镰刀齐地将全株割下，就地放成小堆，或扎小把运回晒场上暴晒加工。将采收回来的葶苈全株暴晒 1～2 d，待果实干后，便可放入打谷桶或大簸箕内，用手搓揉或用脚踩脱粒，亦可堆放在晒场内用连枷脱粒。然后除去茎、叶、果壳等杂质，将种子晒至全干，风扬干净，即为成品。

❖ **相关图片**

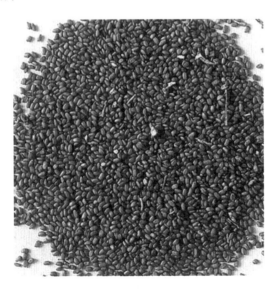

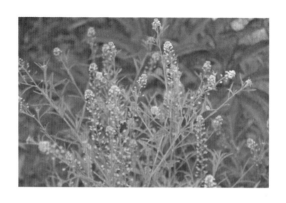

（二十七）莱菔子

❖ **来　　源**　为十字花科植物萝卜的成熟种子。

❖ **入药部位**　成熟种子。

❖ **功　　效**　消食除胀,降气化痰。

❖ **生长习性**　萝卜为二年或一年生草本,半耐寒,喜温和凉爽、温差较大的气候。2~3 ℃时种子就可发芽,发芽适宜温度为 20~25 ℃。以富含腐殖质、土层深厚、排水良好、疏松通气的沙质壤土为最好。土壤的 pH 值以5.3~7.0 为宜。

❖ **种植技术**　种子繁殖因品种、土质、地势及当地气候条件不同而异。8~9 月份播种,穴播或条播。播后覆土,稍加填压,如干旱天气应立即浇水。温度在 20~25 ℃时,10 d 左右出苗。

❖ **采收加工**　夏季果实成熟时采割植株,晒干,搓出种子,除去杂质,再晒干。

❖ **相关图片**

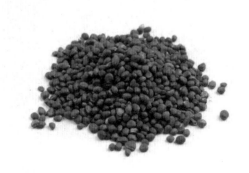

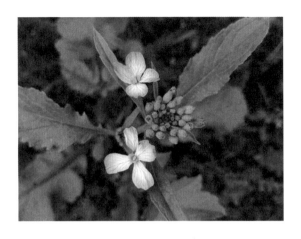

（二十八）桃　仁

❖ **来　　源**　为蔷薇科植物桃或山桃的干燥成熟种子。

❖ **入药部位**　干燥成熟种子。

❖ **功　　效**　活血祛瘀,润肠通便,止咳平喘。

❖ **生长习性**　桃树属多年生乔木,对土壤的适应能力很强,一般土壤都能栽种,以中性偏酸的土壤生长较好。以排水良好、通透性强、土壤较肥沃的沙质壤土栽培较好。

❖ **种植技术**

1.气候、土壤　桃树适应性很强,对气候、土壤要求不严。山区、丘陵、平地均可栽培。

2.种植方法　①种子繁殖。②移栽:移栽在秋季落叶后到早春未萌发前进行,按株行距约 4 m×6 m 开穴,每穴栽苗 1 株,盖土压紧,再盖土使其稍高于地面。③嫁接繁殖:可用李、梅、桃等幼苗作砧木,在 8 月间进行芽接,培育 1～2 年,就可移栽。移栽法同种子繁殖。

❖ **采收加工**　8～9 月果实成熟后,除去果肉和核壳,取出种子,晒干。

❖ 相关图片

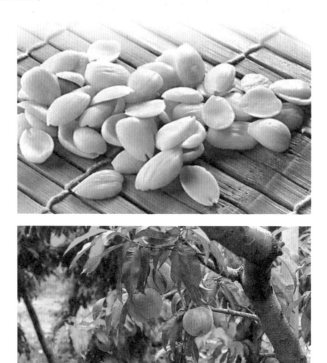

（二十九）急性子

❖ **来　　源**　为凤仙花科植物凤仙花的干燥成熟种子。

❖ **入药部位**　干燥成熟种子。

❖ **功　　效**　破血，软坚，消积。

❖ **生长习性**　凤仙花为一年生草本，花颜色多样、品种丰富。喜温暖、湿润气候，不择土壤，一般土壤均可栽培，尤以疏松、肥沃的沙质壤土栽培较佳，喜光喜肥，怕积水。凤仙花全株皆可入药，根入药称凤仙根，茎叶入药称凤仙透骨草，花入药称凤仙花，种子入药称急性子。

❖ **种植技术**　种植前要先备好合适的土壤，要疏松、肥沃且微酸性的。可用沙子、园土和腐叶土进行混合，这样基本就可满足它的生长需求。之后将其放在花盆内，注意不要放太满，八分满就行，方便后期管理。土壤备好之后就可进行播种。种植之前先用喷壶喷洒水,稍微湿润土壤,之后将种子均匀地撒在上方,注意不要太密集,要保持适当的间距。撒好后在上面覆盖一层干的土壤,盖住种子。

❖ **采收加工** 8~9月份当蒴果由绿转黄时,要及时分批采摘,将蒴果脱粒,筛去果皮杂质。

❖ **相关图片**

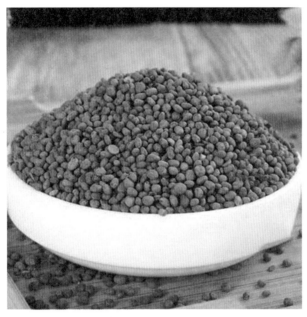

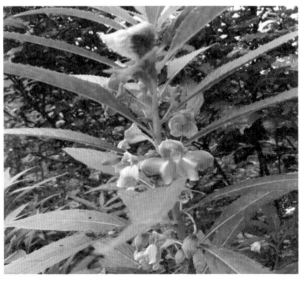

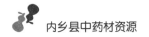

（三十）决明子

❖ **来　　源**　为豆科植物决明或小决明的干燥成熟种子。

❖ **入药部位**　干燥成熟种子。

❖ **功　　效**　清肝明目,润肠通便。

❖ **生长习性**　决明子为一年生直立粗壮草本。喜高温、湿润的环境,不耐寒,幼苗及成株易受霜冻。植株对土壤的适应性强,适宜内乡县大面积种植。

❖ **种植技术**　在选好的地块中,耕翻、耙细整平,将经过测试选出的优种用50 ℃温水浸泡一昼夜,待其吸入水分膨胀后,捞出晾干表面,即可播种。播种期以清明至谷雨期间(4 月中旬),气温在 15 ~ 20 ℃时为宜,时间过早,地温低,种子易在土中腐烂;时间过晚,种子不能成熟,影响产量和质量。播种以条播为宜,行距 50 ~ 70 cm,开 5 ~ 6 cm 深的沟,将种子均匀撒在沟内,覆土 3 cm,稍加填压,播后 10 d 左右出苗。北方天旱,要先灌水后播种,不要播后浇水,以免表土板结影响出苗。

❖ **采收加工**　秋末果实成熟、荚果变黄褐色时采收,将全株割下晒干,打下种子,去净杂质即可。

❖ **相关图片**

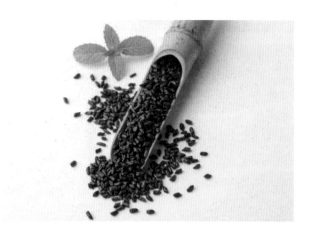

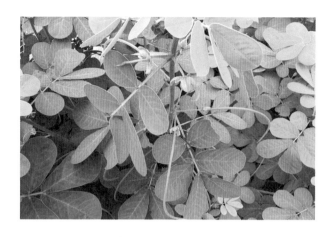

（三十一）车前子

❖ **来　　源**　为车前科植物车前或平车前的干燥成熟种子。

❖ **入药部位**　干燥成熟种子。

❖ **功　　效**　清热利尿通淋,渗湿止泻,明目,祛痰。

❖ **生长习性**　车前为多年生草本,具多数须根,花期4~8月份,果期6~9月份。喜温暖、湿润气候,较耐寒,耐旱,对土壤要求不严,适宜在内乡县大面积种植。

❖ **种植技术**

1. 育苗　选肥沃土壤,深翻,施足基肥,做畦,播种时间为寒露前后,播时将种子均匀撒播在畦面,播种量为0.5 kg/亩。播后上面覆盖一层稻草。下种后每隔3~5 d浇水1次,以保持土壤湿润,促进发芽。出苗后除去稻草,苗高7~10 cm时即可移栽。

2. 移栽　栽前施足基肥,注意开好排水沟,在小雪至大雪间移栽,行株距25 cm,每穴1株,随拔随栽,栽后浇水稳根。

3. 移栽后管理　幼苗返青后5 d开始进行3次中耕、除草、追肥,第1次在小寒至大寒,第2次在立春至雨水,第3次在惊蛰至春分。每次追肥应选晴天,先中耕除草,后施肥。

❖ **采收加工**　秋季果实成熟时割取果穗,晒干后搓出种子。

❖ 相关图片

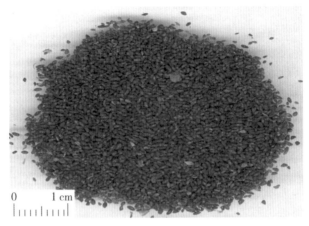

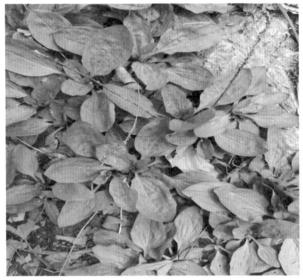

（三十二）白　果

❖ **来　　源**　为银杏科植物银杏的干燥种子。

❖ **入药部位**　干燥种子。

❖ **功　　效**　敛肺气，定喘嗽，止带浊，缩小便。

❖ **生长习性**　银杏属多年生落叶高大乔木，喜湿、光、水、肥和通透良好的沙质土壤，怕高温、严寒、干旱、积涝和盐碱。

❖ **种植技术**

1.种子繁殖　育苗移栽。10月种子成熟时,采后即播。在整好的地上,开1.3 m宽的畦,按行距33 cm开横沟,深约7 cm,然后在沟里每隔10～13 cm播种1粒,每亩用种子20～22.5 kg,施农家肥,然后盖土与畦面齐平。培育2～3年,便可成苗,以粗壮而矮、横枝较多、秋季叶片黄落较早的雌株栽种。

2.嫁接繁殖　在春季进行,选取结果母树上3年生并具有3～4个或6～7个短枝的作接穗,砧木用种子繁殖的实生苗,采用切接或皮栽。

3.分株繁殖　在2～3月份,挖取结果母树苑旁所萌生的幼苗栽种。移栽在2～3月份进行。栽前,挖起幼苗,把根稍加修建,按行距、株距各5～7 m开穴,每穴栽1株,填土压紧,浇水。

4.田间管理　种子发芽后,4～5月份除草,追施农家肥或氮素化肥1次,7月份和10月份再中除1次,10月份中除后追施农家肥或土杂肥1次。移栽后的4～5年,每年5～6月份和9～10月份各松土1次,并挖环状沟,施农家肥。

❖ **采收加工**　10～11月份采收成熟果实,堆放地上,或浸入水中,使肉质外种皮腐烂(亦可捣去外种皮),洗净,晒干。

❖ **相关图片**

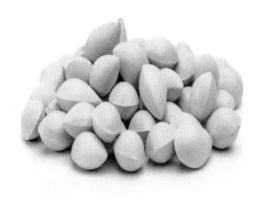

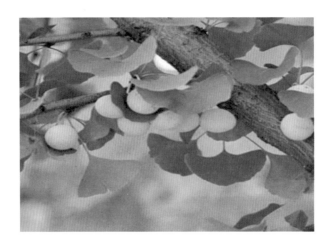

三、花 类

（一）红 花

❖ **来　　源**　为菊科植物红花的干燥花。

❖ **入药部位**　干燥花。

❖ **功　　效**　活血通经,散瘀止痛。

❖ **生长习性**　红花为一年生草本,高 30～80 cm;喜温暖、干燥气候,抗寒性强,耐贫瘠。耐旱怕涝,适宜在土层深厚、排水良好、中等肥沃的沙质壤土上种植,适应性较强,生活周期 120 d。红花主产于河南,药用价值高,用量大,价格高,适宜在内乡县大面积种植。

❖ **种植技术**

1. 选种　红花大约有以下几种品种。①大红花:此品种刺较少,叶子尖,花淡红色,花朵小而花丝较短,花的品质较硬。②金红花:刺少,叶子尖端圆,花苞金红色,花朵较大,花丝长,花的品质柔软。③新疆红花:叶缘和总苞片均无刺(但也有一种有刺的),品质较好。这种品种无刺,有利于采收。

选择发育良好、分蘖多、花朵大且色泽好的植株作为种株。采种要采中心花蕾的籽,侧枝上的花子不宜选作种用。待红花茎叶呈黄棕色时种子即成熟。采摘后分收分打,每亩可收种子 50～75 kg。把收下来的种子用簸箕簸出劣者,储藏于瓦坛或不易受潮的器皿内,以备播种用。储藏期以不超过 1 年为好,否则发芽率差,长不好。

2. 选地和整地　红花是一种喜欢干旱和较肥沃土壤的植物,忌连作,须隔 3～4 年方可种植。用锄头和四齿耙翻土 1～2 次,精耕细耙,使土壤疏松细匀,排水良好;翻土 20～23 cm 深,并于翻土时,同时每亩施入腐熟后的堆肥或厩肥 1 000 kg,加过磷酸钙 15 kg。

3. 播种　根据内乡县气候,红花采取秋播。

❖ **采收加工**　立夏后开始采收,采收期 15～20 d。花瓣初开时为黄色,渐呈橙红色,最后成暗红色,当花冠裂片开放,花色鲜明,呈橙红色油润时是采收最适宜的时候。每个花序可以采摘 3 次。由于红花药用部分是花冠,如不及时采摘,容易凋萎,故必须每天采收 1 次。一般多于清晨露水未干前进行,因红花锐刺甚多,日出后刺硬伤人。采收时用拇指、示指、中指捏紧,抽出花冠,太小的待翌晨采。如天气由晴转阴雨时,要组织力量抢收。每亩可收干红花 10 ~ 15 kg,高的可达 15 ~ 25 kg。采收后,即行暴晒,晒时每隔 0.5 h 或 1 h 须用竹筷轻翻,晒半天后,再用白纸盖着晒,必须勤翻动,以保持它的色泽。如遇雨天可用无烟炭火炕干,火力要温和均匀。晴天采收的约 4 kg 湿红花可得干红花 1 kg。

❖ 相关图片

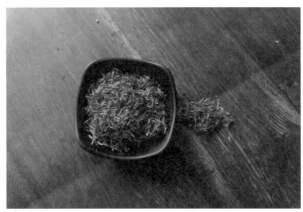

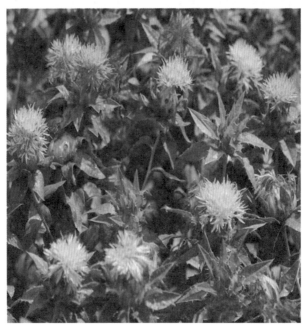

（二）款冬花

❖ **来　　源**　为菊科植物款冬的干燥花蕾。

❖ **入药部位**　干燥花蕾。

❖ **功　　效**　润肺下气,止咳化痰。

❖ **生长习性**　款冬为多年生草本,根状茎横生地下,头状花序单生顶端,条件要求较为严格。喜肥沃、疏松、湿润、腐殖质丰富的沙质壤土,以及凉爽湿润、半阴半阳环境,耐严寒,较耐荫蔽,但怕高温、干旱和积水。其植株一般在春季气温回升至 10 ℃时开始出苗,15～25 ℃时苗叶生长迅速,若遇到高温(温度超过 35 ℃)干旱,茎叶就会出现萎蔫,甚至大量死亡。

❖ **种植技术**

1.选地整地　款冬适宜生长于东南坡的水渠两侧。选好土地后,在春分前每亩地施厩肥 1 000～1 500 kg,匀撒地内,深耕 1 遍,待后下种。

2.种根的采集与保管　款冬是以其根部的萌芽来进行繁殖。采种方法有 2 种:一是在采收冬花时,同时将萌芽收集起来,保管好到第 2 年再种;二是在播种时随采随种。保管方法也有 2 种:一种是存放地窖内;另一种是地下挖 100 cm 左右的深坑,将根茎和土拌匀后放入坑内,上面用土拌好,土厚达 50 cm 左右,以防冻坏,注意在坑内发芽时不宜压实(如向外地发运时,可装于木箱内严封,以防干燥)。发现变干时,可埋于湿土内,下种时再挖出来。切勿见干就浇水,否则遇水就烂。其根易活,一般干至五成,种于地内还可生长。

3.种植　在春分至清明间下种。种植前,先将根茎(萌芽)取出来切17～20 cm 长的小节。种植一般采用条播,用犁耕深度达 10 cm 左右,接着将切好的萌芽放入沟内,株距 27～34 cm,行距 23～27 cm,然后耙平即成。

❖ **采收加工**　款冬在栽培 1 年后,地下根状茎即可长出花蕾。于冬初花蕾未出土、苞片显紫色采收。采收时用锹将款冬全苗刨出,随手将花蕾摘下放入筐内,将根仍埋地下,来年再收。花蕾上有泥土,切勿用水冲洗,遇水则变黑,可装入筐内,一并带回(注意切勿装入布袋内背回,因装在布袋内,花蕾容易出水,若出水,色则变黑)。款冬运回后,选阴凉通风地皮干燥之处(最好是砖地上),将款冬花薄薄撒于地下,待 3～4 d 后,花的外皮已干一层时,用木板轻轻地搓一下,泥土自掉,再用筛子将土筛净,即可在太阳下暴晒。在晒的过程,切勿用手抓,可用木耙翻动,晚间放入室内摊薄,以防

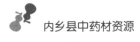

受潮、霜打和雨淋,否则容易变色霉烂;第2天再晒,直至晒干为止。每亩产干款冬花20~30 kg。

❖ 相关图片

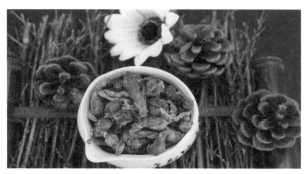

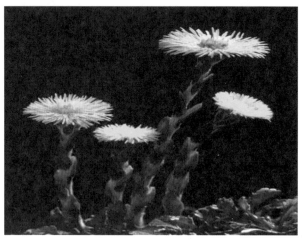

（三）金银花

❖ 来　　源　为忍冬科忍冬属植物忍冬的干燥花蕾。

❖ 入药部位　干燥花蕾。

❖ 功　　效　清热解毒,疏散风热。

❖ 生长习性　忍冬属半常绿缠绕藤本,枝细长,藤为褐色至赤褐色,枝叶均密生柔毛和腺毛;花成对生于叶腋,色初白,逐渐变为黄色,黄白相映,花期4~6月份;喜温暖、湿润和阳光充足的环境。耐寒性强,耐阴,也耐干旱和水湿,萌蘖力强。生长适宜温度:3~9月份为13~18 ℃,9月至翌年3月为4~10 ℃。土壤以深厚肥沃的沙质土为宜。金银花清热解毒,药茶两用,是植物青霉素,用量逐年增大,价格上涨,适宜在内乡县大面积种植。

❖ **种植技术**

1. 土地要求 忍冬适应性很强,不论土壤肥瘠均能生长,但以土壤肥力高的生长快一些、旺一些,产量也高一些。忍冬可以在山坡、山区的梯田的地边、地堰、荒埂或树林等空隙地栽培,不仅可充分利用土地,增加收入,而且还能保护地堰,防止水土流失。

2. 繁殖方法 忍冬的繁殖有扦插、压条和分株 3 种,其中以扦插法为最好,因为忍冬扦插生根容易,技术简单,易于推广采用。

(1) 扦插繁殖法 忍冬的扦插不论在春季或雨季均可进行。但一般多在立秋后(7～8 月)的雨季,因立秋后土地较凉,埋在地里一段插条不易发霉,成活率高达 90% 以上,技术好的能达 100%。但无论在什么时候扦插,均应掌握连续阴天大雨时扦插为好。扦插前要根据土层的厚、薄,先定出株行距,挖好穴,一般株、行距均为 130～170 cm,穴深 23～33 cm,长、宽各 17 cm左右。挖好穴后,选择生长健壮 2 年生的枝条作插穗,用手劈下来,插穗约42 cm 长,将下一段插到地的叶子摘去。每穴斜立着均匀地排上三四或五六根插穗,上端露出地面 2～3 节,然后填土踏结实。

(2) 压条繁殖法 一般多在扦插繁殖后 1 年内,即利用伏雨时期,将每丛长出来的条子,分别压在各丛周围的一种繁殖方法。用这种方法繁殖,既能扩大金银花丛的面积,增强其保持水土的能力,又能生长多量的条子,增加金银花的产量。这种方法只可为扩大金银花丛采用,如大量,远不如用扦插法简便易行。

(3) 分株繁殖法 从生长几年的金银花枝丛中,分出一部分来剪去老根,然后移栽到别的地方。分株时期大多在春季 2 月间,忍冬还未发芽时进行。但用此法繁殖,不如扦插法简便,且影响金银花当年产量。因此多不采用此法繁殖。

忍冬与鸭、鹅共养的生态栽培模式,每亩可增产 20～30 kg 金银花,同时该模式可减少农药、肥料、人工除草的投入,综合增产节支效益为 4 000 元左右。金银花药用历史有 2 000 多年,历来被列为河南道地药材,是药食两用品种之一。

❖ **采收加工** 忍冬开花时间集中,应及时分批采摘,一般在 5 月中下旬采 1 次花,6 月中下旬采第 2 次花,10 月中旬进行第 3 次采摘。一般以花蕾由青变白、上部膨胀、花蕾未开放时,作为采花适宜时期。采摘金银花应在晴天早上进行,将采摘的鲜品按质优次分别放置,进行杀青,冷冻干燥或烘

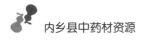

干,以保证颜红青绿。

❖ **相关图片**

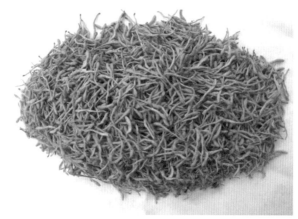

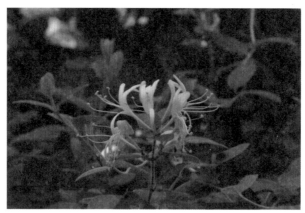

(四) 菊 花

❖ **来　　源**　为菊科植物菊的干燥头状花序。

❖ **入药部位**　干燥头状花序。

❖ **功　　效**　散风清热,平肝明目,清热解毒。

❖ **生长习性**　菊花属多年生草本,短日照植物,在短日照下能提早开花。喜阳光,忌荫蔽,较耐旱,怕涝。喜温暖、湿润气候,但亦能耐寒,严冬季节根茎能在地下越冬。最适生长温度为 20 ℃左右。菊花的适应性很强,喜凉,较耐寒,生长适温 18 ~ 21 ℃。喜地势高、土层深厚、富含腐殖质、疏松、肥沃且排水良好的沙质壤土。菊花是内乡县县花,在内乡县种植有悠久历史,适宜大面积推广种植,既美化环境,又能增加收入。

❖ **种植技术**

1.选地整地 选肥沃、疏松、排水良好的壤土或沙质壤土。深耕20 cm,耙细整平,依栽培方法做成不同宽度的平畦。

2.种植方法 菊花繁殖主要有扦插、分株、压条3种繁殖方法。

(1)扦插繁殖 一般谷雨前后,从越冬宿根发出的新苗中剪取枝条,进行第1次扦插。芒种前后,再从第1次扦插获得的新株上,剪枝条进行第2次扦插,苗龄掌握在30~35 d,然后移植到大田。第1次扦插株距、行距各12 cm,第2次扦插株行距各8 cm。插好以后,随即浇水,保持苗床经常湿润。插后20 d已经生根成活。

移植应选阴天或晴天进行,雨天移栽容易死苗。种植密度根据定植时间的早晚而有所不同。定植早,株行距40 cm见方;定植迟,30 cm见方,每穴栽1株秧苗。栽后,随即浇1次稀薄粪水。

(2)分株繁殖 在菊花收获时,选择植株健壮、发育良好、开花多、无病虫害的植株,剪去上枝留根部,用草泥灰或毛灰覆盖于上面。使抽出的幼苗壮旺,便于分株。谷雨前后,选择晴天,将苗拔起,割掉苗头,从根茎处用刀纵向劈开,每株留2~3个芽,立即栽种。移植时间最迟不超过5月中旬。

(3)压条繁殖 压条最好在阴雨天进行。压条分为2次:第1次在小暑前后,先把菊花枝条掀倒,每隔10 cm用湿泥揿实,打去梢头,使其叶腋处抽出新枝。第2次在大暑前后,7月底或8月初,把新抽出的枝条压倒,方法同第1次,并追施肥1次,在处暑打顶。

❖ **采收加工** 11月间当花盛开时采集。将菊花花枝折下,捆成小把,倒挂阴干,然后剪下头状花序;或烘干。

❖ **相关图片**

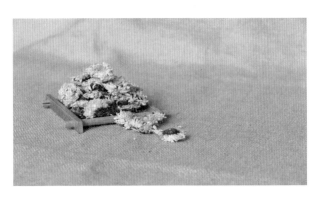

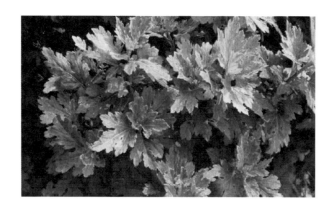

（五）辛　夷

❖ **来　　源**　为木兰科植物望春花、玉兰或武当玉兰的干燥花蕾。

❖ **入药部位**　干燥花蕾。

❖ **功　　效**　散风寒，通鼻窍。

❖ **生长习性**　辛夷为落叶乔木，喜温暖、湿润的气候，比较耐寒、耐旱，忌积水。在-15 ℃的时候，能够越冬。幼苗怕强光照射和干旱。宜选阳光充足、肥沃、微酸性的沙质壤土栽培为宜。辛夷对土壤要求并不严格，内乡县荒山野岭、房前房后、公路两边、河道两岸均可栽培。辛夷先开花后长叶，于冬末春初花开，花大色鲜，花既可绿化环境，又可观赏，一次投资，多年收益，适宜在内乡县推广种植。

❖ **种植技术**

1.选地整地　育苗地选阳光较弱、较湿润的环境，以低山坡地、靠近水源、土质较疏松、肥沃、排水良好的沙质壤土为好。翻耕 30 cm 以上，做宽1.3～1.7 m 的畦，整平畦面，施足底肥。栽培地一般选择向阳、排水良好、土层深厚、富含腐殖质的山地沙质壤土。房前屋后、沟坎田边亦可零星栽种。栽种前均应深挖细耙，拣净碎石、树根等杂物，并修建沟渠，以利排水。

2.种植方法

（1）种子繁殖　9 月当果实绽裂露出红色种子，果轴呈紫红色即可采摘。摘后晾晒（或挂起风干）至果实全部开裂为度，晾晒不宜太干，防止种皮变黑，影响种子萌发。种子应采用沙地储藏保管，沙地宜选背风向阳、排水良好处，池内经常保持湿润，含水量以 20% 为宜，最多不超过 25% 。池内温度以保持低温为好。种子挑选和脱脂，可播种前将种子放入碱水中（50 kg 水加碱25 g),反复搓揉脱脂,或将草木灰调成糊状,再放种子搅匀温浸(40 ℃)3～5 d,然后擦洗除脂,再用清水洗净。脱脂后的种子用温水浸泡1～2 d,捞起摊放在屋内垫上,盖上稻草,经常浇水,待种子开裂时即可播种。播种可于春分或秋分进行。在整好的畦面上,按行距30 cm开沟,沟深3～4 cm将种子播入,覆上土压实。播后保持湿润,约1个月后即可出苗,第2年将健壮幼苗移栽。

(2)嫁接　多在5月下旬进行,芽接成活率高。选择2～3年生苗作砧木,以苗株直径1 cm以上者为最佳。选择春梢,以中部饱满的芽作接穗。嫁接时将芽片插入砧木切口内,使芽片和砧木皮层紧贴,然后用绳扎牢。嫁接后半个月左右即可成活。

(3)高位压条　于2月初,当叶芽萌动时,选择长势健壮、长50 cm左右的母枝,将枝条从芽下2 cm处环剥,外用竹筒或塑料布夹好、扎紧。经常浇水,保持泥土湿润。3月中旬开始发根。5月可在排水孔外将母枝环切一半,9月全部切断,与母枝分离后移植。翌年2月即可开花。

(4)低位压条　将树干基部萌发的1～2年枝梢,弯曲到地面,用土埋压。对埋压的部位先进行环剥,生出新枝后,与母枝分离,成为新植株。

(5)扦插育苗　选2年以上的健壮枝条,截成60～70 cm长的插条,剪去叶片,留下叶柄,在夏秋雨季或阴天扦插,入土30 cm,压实浇水,保持土壤湿润,即可成活。1年后移栽。

(6)移栽　一般于秋末落叶后或早春苗木未萌动前进行。栽植苗木的穴要大,穴内施有机肥。苗木随起挖,随黏浆栽植,栽后淋水。

❖ **采收加工**　冬末春初花蕾未开放时采收。采摘时要逐朵齐花柄处摘取,注意避免折断花枝,损伤枝干。将采摘的花蕾及时摊放在通风干燥处进行风干或阴干,不应暴晒或高温烘烤。如遇阴雨天,可用烘房低温烘炕,但不可用煤火或炭木直接烘烤。

❖ 相关图片

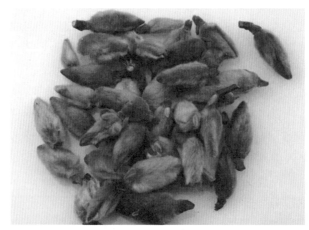

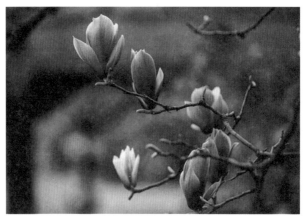

（六）槐　花

❖ **来　　源**　为豆科植物槐的干燥花蕾及花。

❖ **入药部位**　干燥花蕾及花。

❖ **功　　效**　凉血止血,清肝泻火。

❖ **生长习性**　槐为落叶乔木,喜阳光,深根性,寿命长,具有很好的观赏价值,适宜在内乡县山坡、丘陵种植。

❖ **种植技术**

1. 选地整地　选土层深厚、肥沃、排水良好的沙质壤土为宜。

2.繁殖方法

（1）种子繁殖　10～12月份选树龄15年以上、无病虫害的植株,采摘荚果,用水浸泡,搓去果皮,洗净晾干,贮藏备用。播前将种子用80 ℃水浸种5～6 h,捞出掺入2倍量的湿沙,拌匀置室内摊平摊匀,厚20～25 cm,上面撒湿沙覆盖,再盖塑料薄膜,保温、保湿,每隔3～5 d翻倒1次,经20～30 d,待种子25%～30%裂嘴时即可播种。3月中、下旬为播种适期,在畦内每间隔40 cm开横沟,沟深4～6 cm,将种子均匀撒入沟内,或间距6～7 cm点播,播后覆土稍填压,浇水。一般每亩可出苗7 000～10 000株。每亩用种量为10 kg左右。第2年冬季落叶后,苗高100 cm以上,挖起分级移植,第2年春萌芽前,按株行距50 cm×70 cm移栽。

（2）分株繁殖　在老树脚下,挖取分蘖苗栽植,按株行距均为2～3 m见方开穴,每穴栽1株,填土压实,浇水。

❖ **采收加工**　栽后4～5年可采收,夏季花未开放时采收花蕾,除去杂质。采摘的花蕾应及时干燥,最好当天晒干或烘干。

❖ **相关图片**

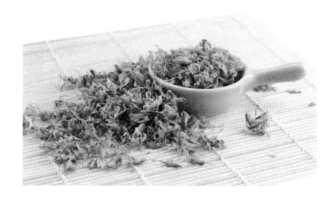

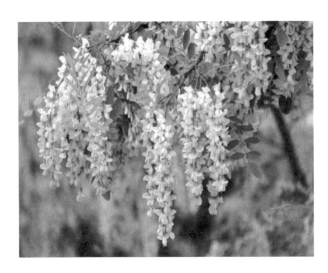

（七）蒲 黄

❖ **来　　源**　为香蒲科植物水烛香蒲、东方香蒲或同属植物的干燥花粉。

❖ **入药部位**　干燥花粉。

❖ **功　　效**　止血,化瘀,通淋。

❖ **生长习性**　属水生或沼生多年生草本,花果期6~9月份;喜温暖、湿润气候及潮湿环境。适宜在内乡县湍河、默河边浅水处种植。

❖ **种植技术**　分株繁殖:3~4月,挖起蒲黄发新芽的根茎,分成单株,每株带有一段根茎或须根,选浅水处,按株行距50 cm×50 cm栽种,每穴栽2株。栽后注意浅水养护,避免水淹过深和失水干旱,经常清除杂草,适时追肥。4~5年后,因地下根茎生长较快,根茎拥挤,地上植株也密,需翻苑另栽。

❖ **采收加工**　栽后第2年开花增多,产量增加即可开始收获。6~7月份花期,待雄花花粉成熟,选择晴天,用手把雄花勒下,晒干搓碎,用细筛筛去杂质即成。

❖ 相关图片

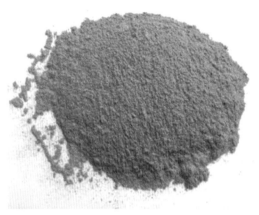

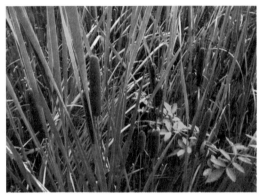

（八）莲　房

❖ **来　　源**　为睡莲科植物莲的干燥花托。

❖ **入药部位**　干燥花托。

❖ **功　　效**　化瘀止血。

❖ **生长习性**　莲为多年生水生草本,喜强光照射,生长在平静的浅水中,喜富含腐殖质的肥沃泥土。

❖ **种植技术**

1.选地整地　选择气候温暖的池塘、湖田或小溪连成的池泽栽种。

2.选种栽种　莲分为3种。①白莲:藕小而短,每节24 cm左右,一般3节,有3个旁枝,藕丝呈白色,多而长。藕不易折断,藕皮呈肉色。荷叶较小,叶片薄而光滑,梗刺少。荷花分纯白色、尖红身白、淡红3种。莲蓬大、结子密,果实呈圆球形、肉肥壮坚实、质量好、产量高。②冬瓜莲:藕肥长,每节长 34 cm 以上,筒子粗,有 3~4 节,藕丝少而短,藕脆,皮呈白色。荷花各种色都有,比荷叶高出 17 cm 左右。莲蓬大、结子稀,果实两头尖,腰呈鼓形,似"冬瓜"。单产较白莲低,质次于白莲。③红莲:藕肥而长,有 3~4 节,有 3~4 个旁枝。荷叶表面刺多而明显,叶片大、荷梗粗、刺更多。荷花为红色,比荷叶高出 17~33 cm。莲蓬大小不一,莲心内凹,果实小而长,肉味涩,产量低,质较次。此 3 种莲子各有用途,前两种多供食用,后者多供药用。故均有栽培。莲蓬有补脾止泻、益肾涩精、养心安神的作用。

3. 栽种方法　选细小、芽心饱满的藕作种栽,排水整地后,按行距 100~130 cm 开沟,株距 67 cm,将种藕顺序平列植于泥中,茎芽须向上,深栽 17~20 cm,用棍插进种藕两侧,将其固定,以防灌水后漂浮。

❖ **采收加工**　秋季果实成熟时采收,除去果实,晒干即为莲房。

❖ **相关图片**

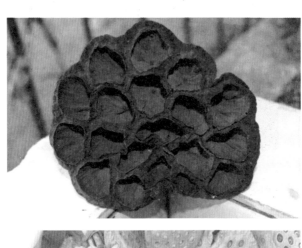

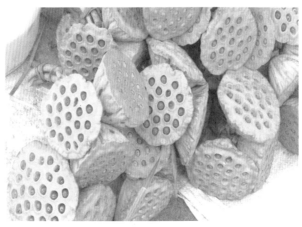

（九）莲　须

❖ **来　　源**　为睡莲科植物莲的干燥雄蕊。

❖ **入药部位**　干燥雄蕊。

❖ **功　　效**　固肾涩精。

❖ **生长习性**　莲为多年生水生草本,喜强光照射,生长在平静的浅水中,喜富含腐殖质的肥沃泥土。

❖ **种植技术**

1. 选地整地　选择气候温暖的池塘、湖田或小溪连成的池泽栽种。

2. 选种栽种　莲分为 3 种。①白莲:藕小而短,每节 24 cm 左右,一般 3 节,有 3 个旁枝,藕丝呈白色,多而长。藕不易折断,藕皮呈肉色。荷叶较小,叶片薄而光滑,梗刺少。荷花分纯白色、尖红身白、淡红 3 种。莲蓬大、结子密,果实呈圆球形、肉肥壮坚实、质量好、产量高。②冬瓜莲:藕肥长,每节长 34 cm 以上,筒子粗,有 3~4 节,藕丝少而短,藕脆,皮呈白色。荷花各种色都有,比荷叶高出 17 cm 左右。莲蓬大,结子稀,果实两头尖,腰呈鼓形,似"冬瓜"。单产较白莲低,质次于白莲。③红莲:藕肥而长,有 3~4 节,有 3~4 个旁枝。荷叶表面刺多而明显,叶片大、荷梗粗、刺更多。荷花为红色,比荷叶高出 17~33 cm。莲蓬大小不一,莲心内凹,果实小而长,肉味涩,产量低,质较次。此 3 种莲子各有用途,前两种多供食用,后者多供药用。故均有栽培。莲蕊有清心、益肾、涩精、止血的作用。

3. 栽种方法　选细小、芽心饱满的藕作种栽,排水整地后,按行距 100~130 cm 开沟,株距 67 cm,将种藕顺序平列植于泥中,茎芽须向上,深栽 17~20 cm,用棍插进种藕两侧,将其固定,以防灌水后漂浮。

❖ **采收加工**　夏季花开时选晴天采收,盖纸晒干或阴干。

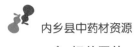
❖ 相关图片

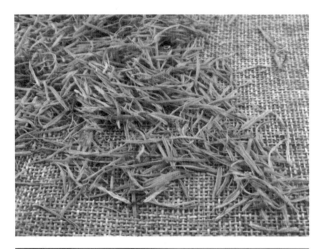

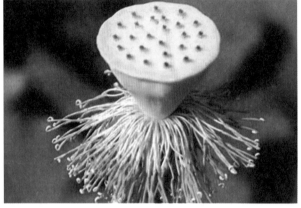

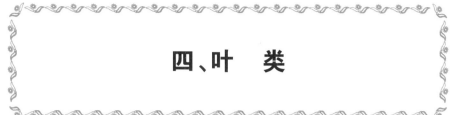

四、叶　类

（一）桑　叶

❖ **来　　源**　为桑科植物桑的干燥叶。

❖ **入药部位**　干燥叶。

❖ **功　　效**　疏散风热,清肺润燥,平肝明目,凉血止血。

❖ **生长习性**　桑为落叶乔木或灌木,喜光,喜温暖、湿润气候,耐寒,耐干旱、瘠薄,不耐积水。对土壤适应性强,在酸性土、中性土、钙质土和轻盐碱土上均能生长。根系发达,有较强抗风力。

❖ **种植技术**

1.育苗　分种子育苗、扦插育苗两种。一般采用种子育苗。

2.种子处理　播前用 50 ℃温水浸种,待自然冷却后,再浸泡 12 h,放湿沙中贮藏催芽,经常保持湿润,待种皮破裂露白时即可播种。

3.嫁接育苗　一般利用本地品种的桑树种子繁殖的实生苗作砧木,利用产量高、叶质好的优良桑树品种作接穗。嫁接后的 10 ~ 15 d 检查是否成活,未成活的需补接。

4.选土　选择土层深厚或靠近水源的肥沃土地。桑树栽植时间以大雪后立春前为最好。种植前对地进行全垦,后开行沟施基肥,回土。

❖ **采收加工**　冬季采收,拣去杂草叶柄,筛尽灰尘,晒干。

❖ **相关图片**

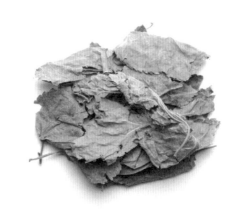

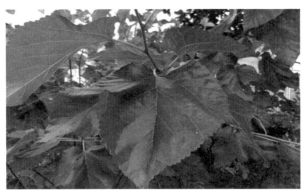

（二）艾　　叶

❖ **来　　源**　为菊科植物艾的干燥叶。

❖ **入药部位**　干燥叶。

❖ **功　　效**　温经止血,散寒止痛;外用祛湿止痒。

❖ **生长习性**　艾草是多年生草本,有浓烈香气,具纵棱,密被茸毛,花果期7～10月份。艾草极易繁衍成长,对气候和土壤的适应性较强,耐寒、耐旱。内乡县田边、地头、山坡、荒地均可栽培。

❖ **种植技术**　艾草采用种子繁殖或根茎繁殖。一般根茎繁殖是在每年的11月份,种子繁殖是在每年的3月份。根茎繁殖的方法是将大块根茎挖出,把根茎截成10 cm左右长的小段。晾晒5～6 h后按0.5 m左右的行距开沟,然后将根茎按20 cm左右的株距平放在沟里。最后盖上土后浇1次水就可以了。

❖ **采收加工**　艾叶夏季采收,在茂盛未开花前割取地上带有叶片的茎枝,除去杂质和枯叶,摊在太阳下晒至五六成干,扎成小把,再摊放在太阳下晒至足干,扎成捆,或用打绞机压成长方形大捆,用草绳加牢,置于干燥处存放,防潮、防霉。

❖ **相关图片**

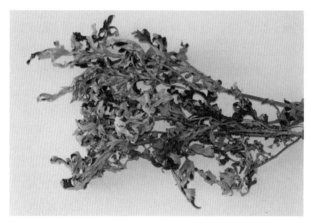

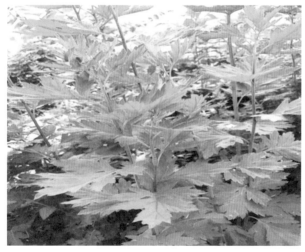

(三)侧柏叶

❖ **来　　　源**　为柏科植物侧柏的干燥枝梢和叶。

❖ **入药部位**　干燥枝梢和叶。

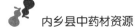

❖ **功　　效**　凉血止血,化痰止咳,生发乌发。

❖ **生长习性**　侧柏属阳性树种,喜光,能耐高温,但幼时稍耐阴。适应性强,对土壤要求不严,在酸性、中性、碱性和轻盐碱性土壤中均可生长,喜生于湿润、肥沃、排水良好的钙质土壤。萌芽力强,能耐干旱、瘠薄,悬崖峭壁上都能生长。浅根性树种,但侧根发达,耐寒力较强,抗风能力较弱。低湿地不宜栽植。适宜在内乡县七里坪、马山、夏馆等山区乡镇山坡种植。

❖ **种植技术**

1. 选地整地　育苗地应选择背风向阳、墒情良好、具排灌条件、酸碱适中的土壤。然后进行耕翻,并视土壤肥力施足底肥,整平耙细。整畦可分开垄播或床播。垄播垄底宽 70 cm,垄面宽 30~35 cm,垄高 12~15 cm,垄距 70 cm。播种床长 10 m,床面宽 1 m,床距 45 cm,床高 12~15 cm。移栽定植地多采用穴状整地,穴深、宽约 60 cm。

2. 种植方法

(1)种子繁殖　选 20~30 龄壮树为采种母树,选取种仁饱满者,放在通风干燥处阴干后,于布袋内储存 2~3 年。播种前用 30~40 ℃的温水浸泡 12 h 后,捞出置于蒲席或篮筐内放在通风向阳的地方,每天用清水淘洗 1 次,并经常翻倒,当种子有 50% 以上开口时,即可播种。垄面可双行或单行条播。双行播幅 5~7 cm,单行播幅 11~12 cm。采用垄播法便于机械、畜力耕作,大面积育苗最适宜采用此法。床播,可顺床 3 行条播,播幅 5~10 cm。床播法以人工操作为主,便于精细管理,适用于小量育苗。下种量每亩 10 kg。种子入土深度为 2 cm,或播于床面覆土亦可。一般 15~20 d 苗可出齐。

(2)倒栽移植　培育大苗要经倒栽移植。移植密度根据培育年限而定:移植后在苗圃培育 1 年者株行距 10 cm×20 cm,培育 2 年者株行距 20 cm×40 cm,培育 3 年者株行距 30 cm×40 cm。一般两年半生移植苗高可达 50~70 cm,直径 0.6~1.5 cm 以上即可栽种定株。

(3)定植　于春季选阴雨天进行,每穴 1 株,植后覆土、压实、淋水。

❖ **采收加工**　全年均可采收,以夏、秋季采收者为佳。剪下大枝,干燥后取其小枝叶,扎成小把,放于通风处风干。不宜暴晒。

❖ 相关图片

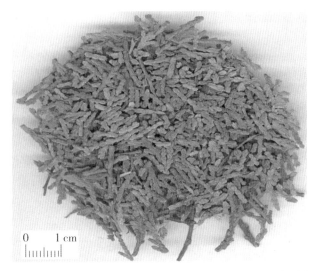

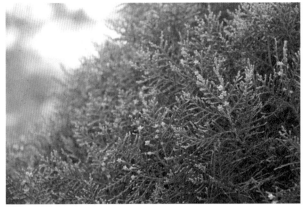

（四）紫苏叶

❖ **来　　源**　为唇形科植物紫苏的干燥叶（或带嫩枝）。

❖ **入药部位**　干燥叶（或带嫩枝）。

❖ **功　　效**　解表散寒,行气和胃。

❖ **生长习性**　紫苏为一年生草本,根系发达,茎钝呈四棱形,具四槽,喜温暖、湿润环境,较耐高温。在高温雨季生长旺盛,而在低温干旱时生长缓慢。种子在5 ℃以上即可萌发,适宜的发芽温度为18～23 ℃,苗期可耐1～2 ℃低温,开花的适宜温度为26～28 ℃。紫苏对土壤要求不严格,在排水良好、疏松、肥沃的沙质壤土上生长旺盛且产量高。房前屋后、沟边地边,均可种植。

❖ **种植技术**

1. 采种 采种的时期约在9月中下旬,待种子充分成熟后采收,干燥后储藏。留用的种株必须发育良好,具有该品种的特征。

2. 播种 播种方法有直播和床播两种。①直播:先选定适宜的土地,翻土耙碎,并整地做成宽100 cm的畦,畦面上开沟或开穴,用条播和点播的方法播种,播后再行覆土。播种期为3月下旬或4月中旬,即在清明前后。播种发芽后,须进行间苗、除草、松土及施肥等工作,以利紫苏生长发育。②床播:育苗用的苗床,须选择向阳温暖的地方。将土地翻松,施以堆肥、农家肥、草木灰等,与土壤充分混合。畦面须耙平,然后播种,条播与撒播均可,以条播为好。条距约10 cm,播后覆土,在表面铺一层草木灰或稻草,可防止和减少水分的蒸发。种子发芽后,除去稻草,进行间苗工作。至幼苗高达13～17 cm时可定植。

3. 移栽 定植时期以5月下旬至6月上旬为宜。先行做畦,宽70～100 cm,株距34 cm,每穴栽植1株幼苗,随即覆土轻压,使根部与土壤密接,并浇水润湿,使之容易成活。

❖ **采收加工** 5月下旬至8月上旬,紫苏未开花时进行采收,阴干即可。

❖ **相关图片**

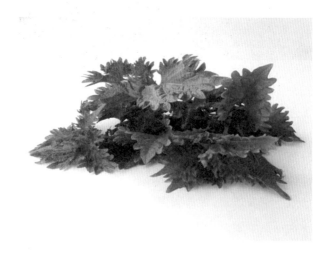

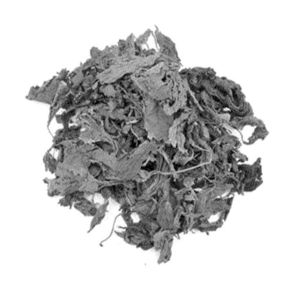

（五）大青叶

❖ 来　　源　为十字花科植物菘蓝的干燥叶。

❖ 入药部位　干燥叶。

❖ 功　　效　清热解毒,凉血清斑。

❖ 生长习性　菘蓝为二年生草本,基生叶莲座状,长圆形或倒披针形,蓝绿色。喜温暖、湿润的气候环境,喜疏松、肥沃的沙质壤土,耐寒,怕水涝。适应性强,对自然环境和土壤要求不严,我国各地均可栽培。

❖ 种植技术　播种可春播也可夏播,春播于4月上旬,夏播于5月下旬进行,先在畦面上按行距25 cm划出深2～3 cm的浅沟,将种子均匀撒入沟内,覆土2～3 cm厚,稍加镇压,每亩播种量为1.5～2 kg。苗高1～10 cm时,要及时间苗,然后按株距5～7 cm定苗,同时锄草松土。定苗后根据幼苗生长状况,适当追肥和灌水,一般5月下旬至6月上旬每亩追施尿素7.5 kg、磷酸二铵7.5～15 kg,混合撒入行间。

❖ 采收加工　生长良好的菘蓝可在6月上中旬和8月下旬到9月上旬采收2次叶片。6月上中旬,当植株高达35 cm时,用镰刀离地面3 cm处割去;8月下旬前后,可采收第2批叶,叶片晒干后即为大青叶。伏天高温、高

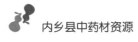

湿季节不能收割大青叶,以免引起成片死亡。

❖ 相关图片

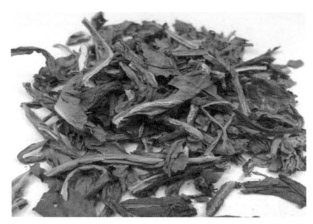

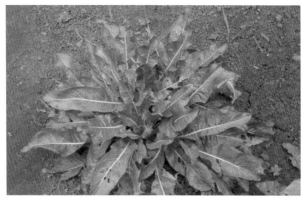

(六)银杏叶

❖ 来　　源　为银杏科植物银杏的干燥叶。

❖ 入药部位　干燥叶。

❖ 功　　效　敛肺,平喘,活血化瘀,止痛。

❖ 生长习性　银杏属多年生落叶高大乔木,喜湿、光、水、肥和通透良好的沙质土壤,怕高温、严寒、干旱、积涝和盐碱。

❖ **种植技术**

1. 种子繁殖　育苗移栽。10月份种子成熟时,采后即播。在整好的地上,开1.3 m宽的畦,按行距33 cm开横沟,深约7 cm,然后在沟里每隔10～13 cm播种1粒,每亩用种子20～22.5 kg,施农家肥,然后盖土与畦面齐平。培育2～3年,便可成苗,以粗壮而矮、横枝较多、秋季叶片黄落较早的雌株栽种。

2. 嫁接繁殖　在春季进行,选取结果母树上3年生并具有3～4个或6～7个短枝的作接穗,砧木用种子繁殖的实生苗,采用切接或皮栽。

3. 分株繁殖　在2～3月份,挖取结果母树蔸旁所萌生的幼苗栽种。移栽在2～3月进行。栽前,挖起幼苗,把根稍加修建,按行距、株距各5～7 m开穴,每穴栽1株,填土压紧,浇水。

4. 田间管理　种子发芽后,4～5月份除草,追施农家肥或氮素化肥1次,7月和10月再中除1次,10月中除后追施农家肥或土杂肥1次。移栽后的4～5年,每年5～6月份和9～10月份各松土1次,并挖环状沟,施农家肥。

❖ **采收加工**　在生长期中的任何一天上午10点,采摘银杏树上主干和侧枝上的叶片,采摘后,放在阴凉通风均匀摊晾。采摘的银杏叶投放在温度达到200 ℃的锅中,使用双手或Y形铲快速进行翻炒,1 kg的叶片需要炒制0.5～1 min,以此类推。起锅之后的叶片需要进行均匀摊晾,之后还需把叶片放在温度达到170～190 ℃中进行复炒,并且还需要在翻炒时使用木板压叶片,达到受热均匀,避免个别叶片的毒素没有完全散发。

❖ **相关图片**

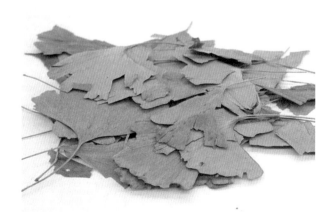

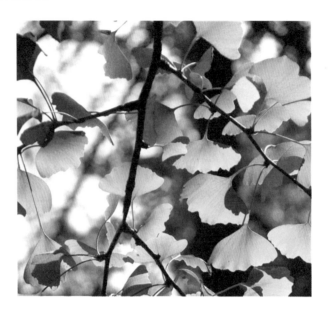

五、全草类

（一）茵　陈

❖ **来　　源**　为菊科植物滨蒿或茵陈蒿的干燥地上部分。

❖ **入药部位**　干燥地上部分。

❖ **功　　效**　清利湿热,利胆退黄。

❖ **生长习性**　茵陈蒿对气候适应性强,较耐寒,地层温度达4 ℃时就开始生长,最适生长温度为12～18 ℃。冬季地上茎叶枯死,地下宿根可露地越冬。其生命力较强,抗旱耐涝,但开花期喜干燥。对土壤要求不严格,以排水良好、向阳而肥沃的沙质壤土栽培为好。茵陈蒿对光照适应性强,但强光照易使植株老化。茵陈蒿适宜在内乡县荒坡地种植。

❖ **种植技术**

1. 培土　茵陈蒿是多年生深根性植物,在母根定植前,温室或塑料棚需进行土壤深翻和施肥。每亩施腐熟有机肥4 000～5 000 kg,通过深翻混于土中,然后整细耙平,使土壤疏松。

2. 挖取母根　当10月份地上部植株开始凋零时,选择根系粗壮的野生茵陈蒿作母根,去掉泥土,立即埋入湿土或湿沙中,以防失水影响生活力。定植采挖的母根应及时定植,每隔15 cm,开10 cm宽沟,沟内浇足定植水,株距为15 cm。

3. 田间管理　①定植后,新叶生长前一般不需经常浇水,如果土壤干旱时可用喷壶浇水。待茵陈蒿长出新叶时,进行松土打垄。②定植后出现缺苗时应及时补栽。③避免施化肥,在施足基肥基础上,整个生长过程一般不施化肥,以保证茵陈蒿的食用品质。④温室栽培应抓住冬季市场,入冬后维持10 ℃以上,茵陈蒿就能正常生长。⑤塑料棚栽培,在越冬后应尽早搭棚,促进茵陈蒿早萌发,以增加收益。⑥在保护地中茵陈蒿生长期约70 d,可连续采收两茬。当嫩苗高10 cm以上时,可贴近茎基部采收。

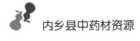

❖ **采收加工** 春季幼苗高 6～10 cm 时采收或秋季花蕾长成时采割,除去杂质及老茎,晒干。春季采收的习称"绵茵陈",秋季采割的称"茵陈蒿"。

❖ **相关图片**

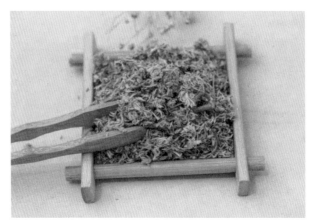

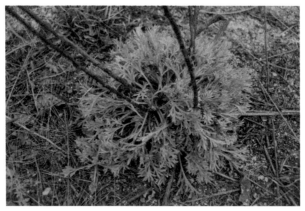

（二）荆　芥

❖ **来　　源** 为唇形科植物荆芥的干燥地上部分。

❖ **入药部位** 干燥地上部分。

❖ **功　　效** 解表散风,透疹,消疮。

❖ **生长习性** 荆芥为多年生植物,对气候、环境条件要求不高,一般喜温暖气候。以湿润的环境为宜。种子出苗期要求土壤湿润,忌干旱和积水;幼苗期喜稍湿润环境,成苗期喜较干燥的气候。对土壤要求不严,但以疏松、肥沃、排水良好的沙质壤土为好。荆芥一般生长在海拔 700 m 以下的丘陵或平原地区,以地势宽敞、阳光充足、灌溉方便的地方为好。忌连作,内乡县大部分乡镇均可种植。

❖ **种植技术**

1. 选地整地　荆芥宜种于气候温和、带有沙质的壤土,高温及过于干燥或雨水过多,均不利正常生长,易产生徒长,使开花结果延迟,影响质量。在播种前1个月,将地深翻34～50 cm,做畦宽135～170 cm,高10～13 cm,畦土要整细,以利幼苗生长。畦面呈瓦背状,沟宽34 cm,沟地平坦,以利排水。种过荆芥的土地,须轮歇1～2年,连作容易减产。

2. 播种　分春播及秋播两种。春播在农历3～4月份,秋播在伏天早稻收割时播种。选择新鲜、充实、无病、种皮棕黑色、表面光滑的种子。每亩播种量为0.5～0.75 kg。要选择晴天无风时撒下种子,撒时要轻,适度均匀,以保证全苗。播种后,盖焦泥300～350 kg,用脚踏实,土表层再盖以稻草,但不宜过厚。经6～7 d出苗,在阴天或下雨时,揭去覆盖物,但嫩苗忌猛烈太阳蒸晒和暴雨冲刷,否则易造成枯萎。

❖ **采收加工**　第1次在7月份(中伏)采收,名伏荆芥,其植株坚挺而直,花穗粗长,香气浓,品质最佳。作留种用的种株,可以延迟收割。留种须用伏荆芥,因伏荆芥选出种子比较饱满坚实。第2次收获在9～10月份,名秋荆芥,其茎短细柔弱,花穗瘦小,质量稍逊。收获时,将荆芥连根拔起,去净泥沙,每天清晨置日光下摊晒,夜间收起。留种者将种子脱核储藏,收种子是将干茎叶握在手里抖一下,子即脱落,每100 kg荆芥平均可收子6 kg。全草晒至九成干时,束成小把,再晒至足干。在加工处理过程,应轻收轻放,尽量避免落叶脱穗,以提高质量。

❖ **相关图片**

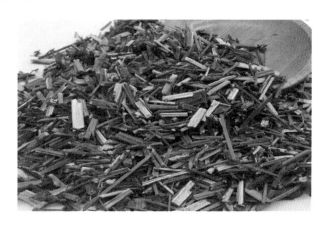

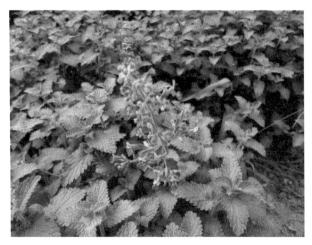

（三）蒲公英

❖ **来　　源**　为菊科植物蒲公英、碱地蒲公英或同属数种植物的干燥全草。

❖ **入药部位**　干燥全草。

❖ **功　　效**　清热解毒,散结消肿,利尿通淋。

❖ **生长习性**　蒲公英为多年生草本,全株含白色乳汁,被白色疏软毛,根深长。广泛生于中、低海拔地区的山坡草地、路边、田野、河滩。蒲公英适应性强,抗逆性强。抗寒又耐热,早春地温 1 ~ 2 ℃时即可萌发,种子发芽最适温度为 15 ~ 25 ℃,30 ℃以上发芽缓慢,叶生长最适温度为 20 ~ 22 ℃。抗旱、抗涝能力较强。蒲公英繁殖采用种子繁殖。种子无休眠期,成熟采收后的种子从春到秋可随时播种。适宜在内乡县大面积种植。

❖ **种植技术**

1. 选地整地　宜在疏松、肥沃、排水良好的沙质壤土上种植。每亩施有机肥 2 000 ~ 3 500 kg,混合过磷酸钙 15 kg,然后深翻地 20 ~ 25 cm,整平耙细,宽 1. 2 m、长 10 m 的平畦。

2. 播种　从春到秋可随时播种,冬季可在温室内播种。可以自己采种,也可以购买种子。播种前在畦内开浅沟,沟距 12 cm,沟宽 10 cm,将种子播在沟内,播后覆土 0. 3 ~ 0. 5 cm,再盖草保温,约 6 d 可以出苗,出苗时揭去盖草。

❖ **采收加工**　春、夏开花前或刚开花时连根挖取,除净泥土,晒干。拣去杂质,洗去泥土,切段,晒干。

❖ 相关图片

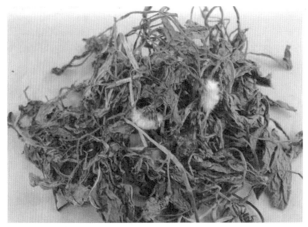

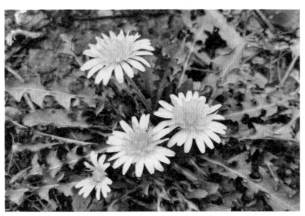

（四）紫花地丁

❖ **来　　源**　为堇菜科植物紫花地丁的干燥全草。

❖ **入药部位**　干燥全草。

❖ **功　　效**　清热解毒,凉血消肿。

❖ **生长习性**　紫花地丁为多年生草本,无地上茎,花紫堇色或淡紫色,喜半阴的环境和湿润的土壤,耐寒、耐旱,对土壤要求不严,在半阴条件下表现出较强的竞争性,在阳光下可与许多低矮的草本植物共生。常生于山野草坡和田野等湿润处。

❖ **种植技术**　紫花地丁喜温暖、湿润的环境,宜选择在水源充足、土层深厚、土质疏松肥沃、排水良好的沙质壤土中种植。它怕干旱,忌连作,可以和高杆的作物进行套种种植。它主要是通过播种进行繁殖,在种子快成熟时再将其采集。紫花地丁的种子较小,而且果实一旦成熟种子会自动弹出,所以一定要在种子成熟、荚果变黄之后但没有开裂时将种子采收,然后晾干准备播种。它的播种方法极为简单,在玉米等植物封垄后,在行间挖浅沟,将种子均匀撒在行间即可,然后覆土稍填压,浇水保持土壤湿润,约1月后即可出苗。

❖ **采收加工**　春、秋二季采收,除去杂质,晒干。

❖ **相关图片**

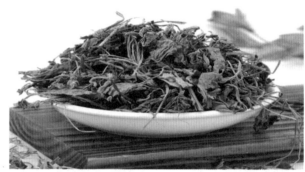

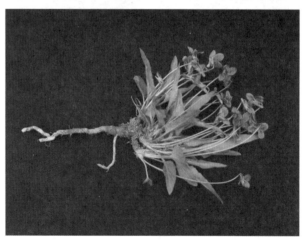

（五）寻骨风

❖ **来　　源**　为马兜铃科植物绵毛马兜铃的干燥地上部分。

❖ **入药部位**　干燥地上部分。

❖ **功　　效**　祛风湿，通络止痛。

❖ **生长习性**　寻骨风又名猫耳朵，多年生木质藤本，根细长，圆柱形，嫩枝密被灰白色长绵毛。喜光，稍耐阴。喜沙质黄壤。耐寒，适应性强。生于低山草丛、山坡灌丛及路旁。

❖ **种植技术**

1. 选地整地　育苗地，宜选择土壤肥沃、疏松、排水良好的沙质壤土并有水源的地方。苗床耕翻后，每公顷施入腐熟厩肥或堆肥 75 000 kg 作基肥，然后整平细耙，做 1.2 m 宽的畦面。马兜铃栽植地宜选富含腐殖质的壤土，于前作收获后耕翻 1 次，深 30 cm 左右，结合整地，每公顷施入土杂肥或堆肥 45 000 kg 作基肥。并于栽前耕翻 1 遍，整平耙细，做宽 1.2 m 的畦面，四周整好排水沟待栽。

2. 移栽　于冬季封冻前，按株行距 25 cm×35 cm 挖好深 20 cm 的栽植穴，每穴施入土杂肥 10 kg 作基肥，用细土填至满穴，并高出地面 10 cm。待翌年春季 3 月至 4 月上旬，扒开栽植穴，将培育好的马兜铃幼苗栽入穴内，每穴 1 株，栽后浇足浇透定根水。

❖ **采收加工**　宜于夏、秋季，或在 5 月开花前采收，连根挖出，除去泥土、杂质，晒干。

❖ **相关图片**

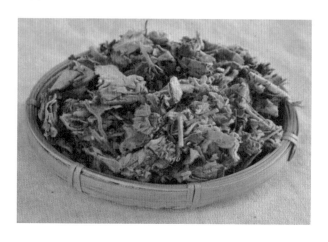

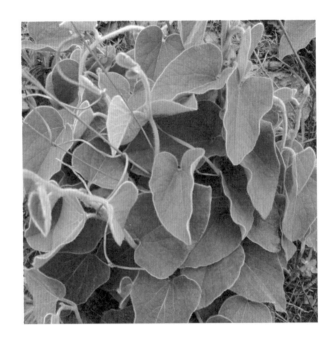

(六)千里光

❖ **来　　源**　为菊科植物千里光的干燥地上部分。

❖ **入药部位**　干燥地上部分。

❖ **功　　效**　清热解毒,明目,利湿。

❖ **生长习性**　千里光为多年生草本,根状茎木质,茎多分枝,适应性较强,耐干旱,又耐潮湿,对土壤条件要求不严,适宜在内乡县大面积种植。

❖ **种植技术**

1. 播种　种子直播于 3 月下旬,翻地 25～30 cm 深,拾去杂草、石块,筑成宽 1.3～1.5 m、高 15～18 cm、长 8～9 m 的畦,按株行距 25 cm×30 cm 开穴,穴深 14～15 cm,每穴放入种子 5～6 粒,每亩播种量为 500 g 左右,下种后盖焦泥灰、覆土,再盖少许稻草。在苗高 6～9 cm 时,进行间苗,每穴留1～2 株健壮苗,6 月中旬需在苗边插松枝或其他干后不易落叶的枝叶遮荫。

2. 扦插　7～9 月开花前,选择粗壮无病虫枝条,剪成带 2 个节的 10～12 cm 长的茎段,其斜形剪口应距离茎节 0.5～0.8 cm。苗床要选择有遮荫物且土质疏松的地段(一般可在树林下也可人工搭棚),株行距 3 cm×18 cm,插入土 2/3,芽朝上勿倒置。插后浇水,以后隔天浇水 1 次,如遇高温干旱,则需每天早晚浇水,一般 20 d 左右即可发根成活。

3.压条 8~9 月,在母株上选择粗壮无病虫害的枝条,留基部 3~4 节的茎节,将上部枝条培土并加压泥块,枝梢要外露,当节上发根后,再与母株剪断分离,进行移植。

4.移植栽种 育苗后的第 2 年春季可移植栽种。

❖ **采收加工** 夏、秋季枝叶茂盛,花将开放时采割,晒干。

❖ **相关图片**

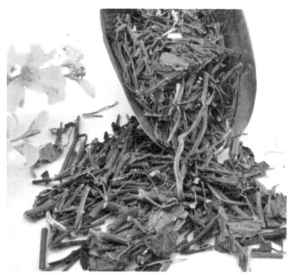

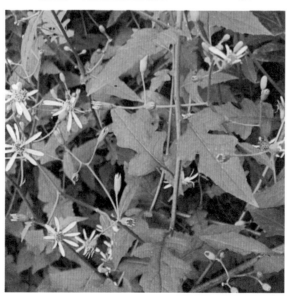

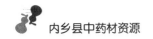

（七）薄　荷

❖ **来　　源**　为唇形科植物薄荷的干燥地上部分。

❖ **入药部位**　干燥地上部分。

❖ **功　　效**　疏散风热,清利头目,利咽,透疹,疏肝行气。

❖ **生长习性**　薄荷药食两用,为多年生草本,高 30～60 cm,根茎横生地下,叶对生,花小、淡紫色。花期 7～9 月份,果期 10 月份;喜温暖、潮湿和阳光充足、雨量充沛的环境。根茎在 5～6 ℃就可萌发出苗,其植株最适生长温度为 20～30 ℃。有较强的耐寒能力。适宜在内乡县大面积种植。

❖ **种植技术**　薄荷适应性强,不论沙土或黏土、生荒地或熟荒地都能种植;但以沙质土壤、壤土、腐殖质的泥沙旱地为适宜。薄荷采用种根繁殖,保根有以下两种方法:①本地保根。薄荷收割后,随即锄净杂草,并须勤浇水,保持土壤湿润,直至立秋前窖根时为止。这个方法需劳力少,适合大面积繁殖。②换地保根。薄荷收割后,趁阴天犁翻,选择鸡爪形、白嫩、肥大、节短的根茎作种。选时折断约 10 cm 长 1 根,扎成 20 根左右 1 把,放于阴凉的地上;或者放于家里木桶或瓦缸内,用清水浸 6 cm 深,露出 3 cm 于水面,每天须换 1 次水。浸 4～5 d 检查 1 次,如发现露在水面的根茎呈绿色、泡出幼芽时,就可窖根。这个方法费工,不适宜大量栽培。

立秋十余天即可窖根。先将土地犁翻耙平,将土整细,做成 270 cm 宽的畦,畦与畦间留 34 cm 宽的走道,以便进行田间管理。在整地前 2～3 d,把本地保根的种根挖出来,按换地保根的选根浸根方法,把种根浸好,然后在整好的畦地上,每隔 26 cm 打 4～7 cm 深的行子,距 17～20 cm,顺序斜放 3～4 根种根。放时青嫩芽向上,然后覆土,使苗芽露出地面 1/3,随即覆盖稻草、浇水。以后必须勤浇水,经常保持土壤湿润,以利根芽生长。

以 12 月至翌年早春尚未萌芽之前移栽为适宜,但清明至夏至亦可进行。移栽时把窖种根挖出,折断约 7 cm 长,再将整好的地,做成畦,打成 23 cm 宽的行子,并开好排水沟,再隔 20 cm 左右定植三四株,覆土 4～7 cm 厚。每亩需种根 25～30 kg。

❖ **采收加工**　农历 6、7 月份薄荷顶叶呈宝塔形,叶色深绿,基部少部分叶片变黄时,即可收割。收割要选择晴天上午,用镰刀平蔸处采割,挑回后放于石板地或干净的沙子地上,薄薄摊开暴晒,晒到中午翻 1 次,使之接受阳光均匀,求得颜色一致。这样连续晒几个太阳,然后堆于屋内地板回一下潮,再晒干即成。如遇雨天,可摊开扎成小把挂于通风处,待晴天再晒。在翻晒过程中,注意不使受潮和沤坏。薄荷每年收割 2 次,第 2 次在寒露霜降间,割取全草。

❖ 相关图片

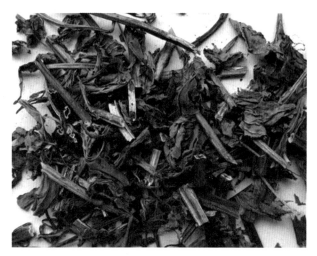

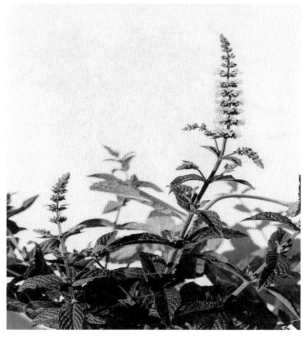

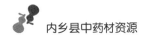

（八）萹蓄

❖ **来　　源**　为蓼科植物萹蓄的干燥地上部分。

❖ **入药部位**　干燥地上部分。

❖ **功　　效**　利尿通淋,杀虫,止痒。

❖ **生长习性**　萹蓄为一年生草本,茎平卧,花生于叶腋,花期5~7月份,果期6~8月份;喜冷凉、湿润的气候条件,抗热耐旱,生于海拔30~2 200 m田边、路旁、水边湿地。适宜在内乡县荒地、坡地种植。

❖ **种植技术**　用种子繁殖:春季播种,畦宽1.5 m。撒播或穴播均可。撒播每1亩用种子1 kg。穴播行距、株距各约23 cm,每1亩用种子0.5 kg。苗高7~10 cm时匀苗,补苗,中耕除草,追肥2次。

❖ **采收加工**　芒种至小暑间,茎叶生长茂盛时采收。割取地上部分,晒干。

❖ **相关图片**

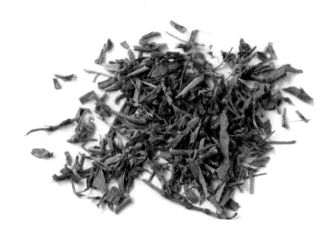

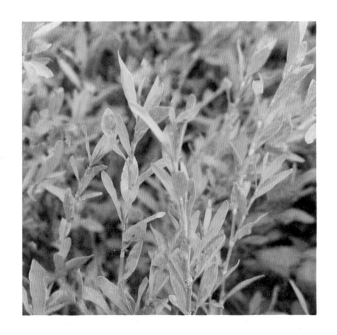

（九）车前草

❖ **来　　源**　为车前科植物车前或平车前的干燥或新鲜全草。

❖ **入药部位**　干燥或新鲜全草。

❖ **功　　效**　清热,利尿,祛痰,凉血,解毒。

❖ **生长习性**　车前为多年生草本,具多数须根,花期4～8月份,果期6～9月份。喜温暖、湿润气候,较耐寒,适宜在内乡县大面积种植。

❖ **种植技术**

1. 育苗　选肥沃土壤,深翻,施足基肥,做畦,播种时间为寒露前后,播时将种子均匀撒播在畦面,播种量为0.5 kg/亩。播后上面覆盖一层稻草。下种后每隔3～5 d浇水1次,以保持土壤湿润,促进发芽。出苗后除去稻草,苗高7～10 cm时,即可移栽。

2. 移栽　栽前施足基肥,注意开好排水沟,在小雪至大雪间移栽,行株距25 cm,每穴1株,随拔随栽,栽后浇水稳根。

3. 移栽后管理　幼苗返青后5 d开始进行3次中耕、除草、追肥,第1次在小寒至大寒,第2次在立春至雨水,第3次在惊蛰至春分。每次追肥应选晴天,先中耕除草,后施肥。

❖ **采收加工**　车前草宜在旺长后期和始穗期前收获,将全草和根拨

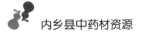

起,洗净根部泥沙和叶部污物,排放于干净晒场上晒2~3 d,等根茎部干燥后,即可收室内,让其自然软2~3 d,然后打捆出售。

❖ 相关图片

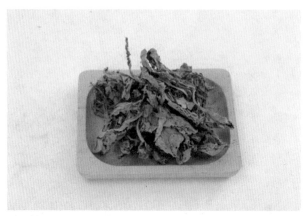

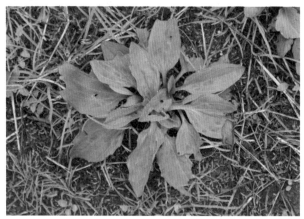

(十) 小 蓟

❖ 来　　源　为菊科植物刺儿菜的干燥地上部分。

❖ 入药部位　干燥地上部分。

❖ 功　　效　凉血止血,散瘀解毒消痈。

❖ 生长习性　小蓟为一年生草本。小蓟较耐瘠薄,在肥沃的沙质壤土中生长良好。小蓟在内乡县大部分地区都有分布。多生长于田间、地边、山坡、荒地及路旁、河边、渠旁。

❖ 种植技术　用种子繁殖。6~7月份待花苞枯萎时采种,晒干,备用。

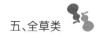

早春2～3月份播种,穴播按株行距20 cm×20 cm开穴,将种子用草木灰拌匀后播入穴内,覆土,以盖没种子为度,浇水。经常保持土壤湿润至出苗。苗高6～10 cm时间苗、补苗,每穴留苗3～4株,并结合中耕除草。

❖ **采收加工** 夏、秋季花开时采割,除去杂质,鲜用或晒干。

❖ **相关图片**

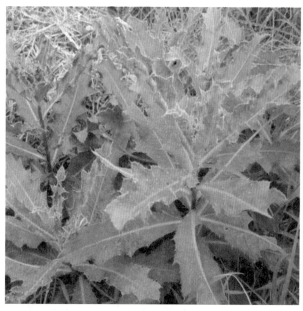

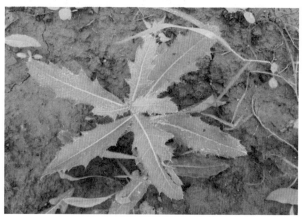

（十一）翻白草

❖ **来　　源**　为蔷薇科植物翻白草的带根全草。

❖ **入药部位**　带根全草。

❖ **功　　效**　清热解毒,止痢,止血。

❖ **生长习性**　多年生草本,根粗壮,叶柄密被白色绵毛,花果期5～9月份;喜微酸性至中性、排水良好的沙质壤土,适宜在内乡县种植,其生长快,生命力强。

❖ **种植技术**　翻白草采用播种繁殖。在夏、秋季节,当种子成熟时应及时采集。种子采收后采用自然阴干,避光保存。播种前翻耕土地1～2次,做畦宽约1.5 m。3月下旬在畦面开沟,深6～7 cm,沟距18～21 cm。将种子与细土混合,疏播于沟中,覆土一层,浇水。

❖ **采收加工**　于夏、秋采收。在未开花前连根挖取,除掉枯叶及须根,除净泥土,洗净后晒干。置于阴凉干燥处,防潮,防蛀。

❖ **相关图片**

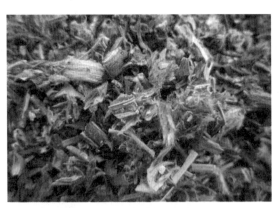

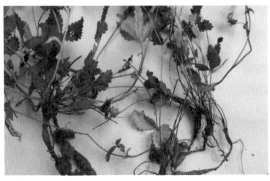

（十二）凤仙透骨草

❖ **来　　源**　为凤仙花科植物凤仙花的干燥全草。

❖ **入药部位**　干燥全草。

❖ **功　　效**　祛风除湿,舒筋活血,散瘀消肿,解毒止痛。

❖ **生长习性**　凤仙花为一年生草本,茎粗壮、肉质,花期7～10月份;喜温暖、湿润气候,不择土壤,一般土壤均可栽培,喜光喜肥,花色鲜艳。既可观赏,又为药材,适宜在内乡县大面积种植。

❖ **种植技术**　种植前要先备好合适的土壤,要疏松、肥沃且微酸性的土壤。可用沙子、园土和腐叶土进行混合,这样基本就可满足它的生长需求。之后将其放在花盆内,注意不要放太满,八分满就行,方便后期管理。土壤备好之后就可进行播种。种植之前先用喷壶喷洒水,稍微湿润土壤,之后将种子均匀地撒在上方,注意不要太密集,要保持适当的间距。撒好后在上面覆盖一层干的土壤,盖住种子。

❖ **采收加工**　夏、秋季见植株生长旺盛时割取地上部分,除去叶及花果,洗净,晒干。

❖ **相关图片**

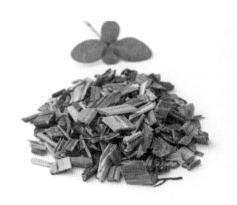

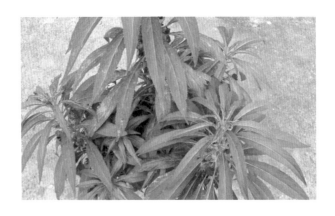

（十三）珍珠透骨草

❖ **来　　源**　为大戟科地构叶属植物地构叶的干燥全草。

❖ **入药部位**　干燥全草。

❖ **功　　效**　祛风除湿,舒筋活血,散瘀消肿,解毒止痛。

❖ **生长习性**　地构叶为多年生草本,茎直立,叶纸质,披针形,生长在海拔800~1 900 m处。适宜在内乡县山区乡镇山坡种植。

❖ **种植技术**　直播及育苗移栽均可。清明前后,选好地施足肥,整平耙细,保持湿润,半月可出苗。间苗时,连根拔除可在下午移栽,移栽后稍浇一点压根水,成活率可达98％以上。5 d以后活棵,做到小水勤浇,保持干湿无旱象。在高湿多雨季节要注意排水,以防烂根。

❖ **采收加工**　夏秋两季采收,除去杂质,鲜用或晒干备用。

❖ 相关图片

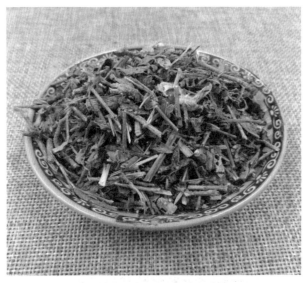

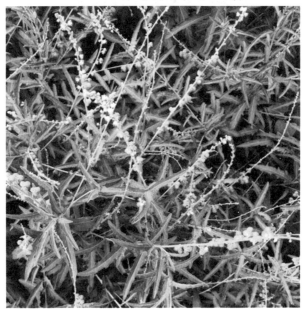

（十四）鬼针草

❖ 来　　源　为菊科植物鬼针草的干燥全草。
❖ 入药部位　干燥全草。

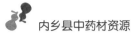

❖ **功　　效**　清热解毒,祛风除湿,活血消肿。

❖ **生长习性**　鬼针草为一年生草本,茎直立,为钝四棱形,头状花序,喜长于温暖湿润气候区,以疏松肥沃、富含腐殖质的沙质壤土及黏壤土为宜。

❖ **种植技术**

11月份果实成熟,割回全草,晒干、脱粒、扬籽、备用。3～4月份穴播,按行距33 cm、株距24 cm开穴,穴深3～4 cm,播后覆土。温度18～21 ℃左右,在一定温度的条件下经10～15 d出苗。苗高6～8 cm时,进行间苗、补苗,每穴留苗3～4株;并进行松土、除草。

❖ **采收加工**　夏、秋季采收地上部分,晒干。

❖ **相关图片**

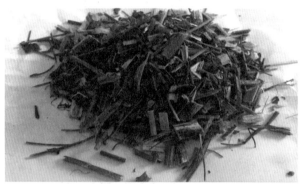

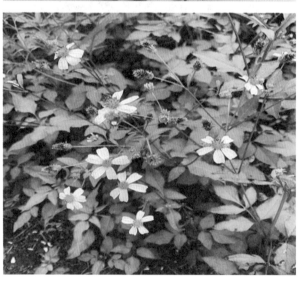

（十五）金钱草

❖ **来　　源**　为报春花科植物过路黄的干燥全草。

❖ **入药部位**　干燥全草。

❖ **功　　效**　利湿退黄，利尿通淋，解毒消肿。

❖ **生长习性**　金钱草为多年生草本，茎柔弱，平铺状匍匐于地面，下部节间较短，常发出不定根；花期为 5 ~ 7 月份，果期 7 ~ 10 月份。喜光照充足环境，喜温暖，忌高温，耐低温，适宜在内乡县大面积种植。

❖ **种植技术**　用种子繁殖或扦插繁殖。①种子繁殖：因种有硬实性，一般硬实率为 40% ~ 90%，播种前需用砂磨 3 ~ 5 min 或在 80 ~ 90 ℃热水中浸 2 ~ 3 min，可明显提高发芽率。②扦插繁殖：在 7 ~ 8 月植株生长茂盛时，将匍匐茎剪下，每 3 ~ 4 节剪成一段，作为插条。在整好的畦上，按行距、株距各约 20 cm 开浅窝，每穴栽插 2 根，入土 2 ~ 3 节，露出地面 1 ~ 2 节，用土压紧，然后盖重土一层，约 1.5 cm 厚。扦插后，如天旱无雨，要浇水保苗，以利成活。

在发出新叶时，要施肥 1 次，如有缺苗，要及时剪取较长插条补苗。蔓长 20 cm 左右时，中耕除草 1 次，培土 1 次，并追肥 1 次。在秋季收获后，也要中耕除草和追肥 1 次。以后每年 3 ~ 4 月份及每次收获后，都进行中耕除草和追肥。

❖ **采收加工**　夏、秋季采收，拔取全草，除去杂质，晒干。

❖ **相关图片**

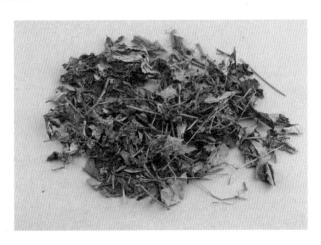

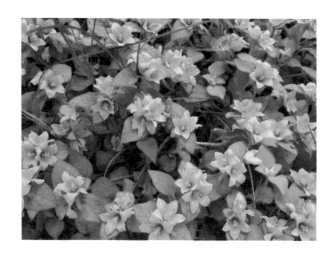

（十六）藿　香

❖ **来　　源**　为唇形科植物广藿香的干燥地上部分。

❖ **入药部位**　干燥地上部分。

❖ **功　　效**　芳香化浊,和中止呕,发表解暑。

❖ **生长习性**　广藿香为多年生草本,茎直立,四棱形,花冠为淡蓝紫色,花期6~9月份,果期9~10月份;药食两用,喜高温、阳光充足环境。种植效益非常高,还能美化园林,适宜在内乡县种植,是非常有经济效益的作物。

❖ **种植技术**　藿香的种植方法主要可以分为2种:种子繁殖和分根繁殖。其中种子繁殖主要在春季进行播种,然后进行育苗移栽。

❖ **采收加工**

1.采收　主要在枝叶繁茂时收割。一般春季栽种的,当年9月左右收获;秋季栽种的,翌年8月收获。田间栽培的6~8月收获,坡地栽培的8~11月收获。收获方式有2种:一是选择晴天露水干后连根拔起,抖去泥沙,切下地下根部,削剪须根;二是留宿根,分期收割生长繁茂的侧枝,约半年收获1次。

2.加工　将采收下来的枝叶在太阳下晒数小时后使其变蔫,分层交互重叠堆闷"发汗",日晒夜闷重复2~3次,待叶片变黄后,摊开晒至足干为止;或晒至半干时捆成小把(每把7~10 kg),分层交错堆叠1夜,将叶色闷黄,堆叠时切勿将叶与根部混叠,翌日再摊晒,晒至全干即可。堆晒过程中,忌雨淋。

❖ 相关图片

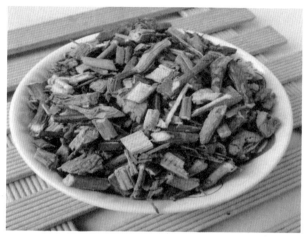

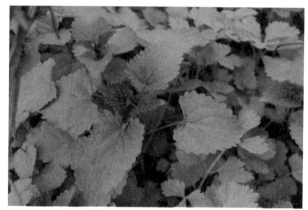

（十七）佩　兰

❖ **来　　源**　为菊科植物佩兰的干燥地上部分。

❖ **入药部位**　干燥地上部分。

❖ **功　　效**　芳香化湿,醒脾开胃,发表解暑。

❖ **生长习性**　佩兰为多年生草本,根茎横走,茎直立,复伞房花序,喜温暖、湿润气候,怕旱。对土壤要求不严,适宜在内乡县种植。

❖ **种植技术**

1.选地、整地　佩兰对土壤要求不严,但喜肥沃、疏松、湿润的沙质壤土。种植时,宜选灌水方便、阳光充足的地方,山坡、平地均可。

2. 繁殖方法　用根茎繁殖,在 11 月至次年 4 月间进行。

3. 田间管理　①间苗、补苗:苗高 10～15 cm 时,应进行间苗,每穴留壮苗 1～2 株。缺苗处应及时补苗。②中耕除草:主要在苗期进行,土壤板结或浇水后应及时中耕,见草就除,封垄后即行停止。③追肥:苗高 6～10 cm 时,可追肥 1 次,苗高 20 cm 时,再施 1 次。第 1 茬苗收割后,紧接着施 1 次浓肥,施后浇水,第 2 茬苗高 20 cm 时,再施肥 1 次。④排灌:播种后,要保持土壤湿润,生长期间遇干旱,应及时浇水。

4. 病虫害防治　①根腐病:用 50% 多菌灵 500 倍液、1.5% 菌立灭、10% 根乐时 1 000 倍液防治。②红蜘蛛:用 1.8% 阿维菌素 1 500～2 000 倍液、2.5% 功夫 2 000～3 000 倍液、5% 卡死克 1 000 倍液喷雾防治。

❖ **采收加工**　佩兰一年种植,可多年收获。每年可收割 2 次,第 1 次于 7 月上旬,第 2 次在 9 月上旬。当植株生长旺盛、尚未开花时,选晴天中午,割下地上部分或摘收茎叶,晒干即可。

❖ **相关图片**

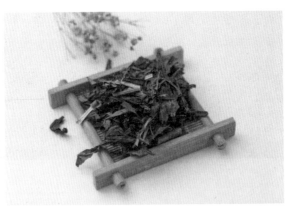

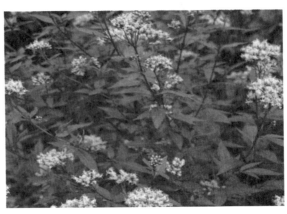

（十八）益母草

❖ **来　　源**　为唇形科植物益母草的新鲜或干燥地上部分。

❖ **入药部位**　新鲜或干燥地上部分。

❖ **功　　效**　活血调经,利尿消肿,清热解毒。

❖ **生长习性**　益母草为一年或二年生草本,茎直立呈四棱形,叶对坐,夏季开花。喜温暖、湿润气候,喜阳光,适宜我县种植。

❖ **种植技术**　益母草采用种子繁殖,以直播方法种植,选当年新鲜的、发芽率一般在80%以上的种子。选用排水性好的肥沃土壤,在土壤里挖一个浅坑,洒下种子,再撒上一些细土即可。当益母草的小苗长到5 cm的时候,就要开始间苗。如果发现有缺苗现象,就要及时进行补植。之后要进行2～3次的间苗。当小苗长到15～20 cm时即可进行定苗。但松土的时候要非常小心,避免伤到益母草的根系。

❖ **采收加工**　夏季茎叶茂盛,花未开或初开时采割,切段,晒干。

❖ **相关图片**

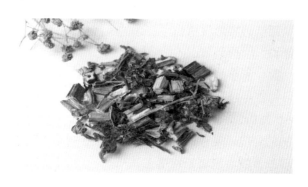

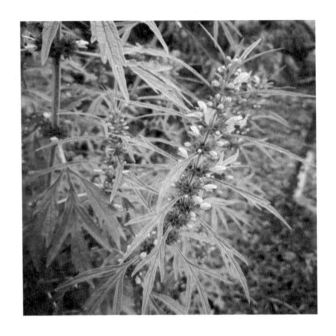

（十九）半枝莲

❖ **来　　源**　为唇形科植物半枝莲的干燥全草。

❖ **入药部位**　干燥全草。

❖ **功　　效**　清热解毒,化瘀利尿。

❖ **生长习性**　半枝莲为多年生草本,根细长,茎丛生,四棱形,较细,方柱形,花期5~6月份,果期6~8月份;生长于海拔2 000 m以下。喜温暖气候和湿润、半阴的环境。对土壤要求不严,适宜在内乡县土层深厚、疏松、肥沃、排水良好的沙质壤土或腐殖质壤土栽培。

❖ **种植技术**

1.选地、整地　宜选疏松、肥沃、排水良好的沙质壤土或腐殖质壤土和半阴半阳的地块。周围靠近水源,以利灌溉。地选好后,深耕20~25 cm,结合耕地,每亩施肥1 500 kg,整细耙平,做成宽120~130 cm的高畦,并开好排水沟。

2.繁殖方法

(1)种子繁殖　春、夏、秋三季均可播种。可直播或育苗移栽。

(2)分株繁殖　在夏、秋季结合采挖时,将老兜带须根一同挖出,选生长健壮、无病虫为害的根兜,根据须根的多少,分成数个小兜,在整好的栽植地上,按株行距 8 cm×30 cm 挖穴,每穴栽 1 个小兜,栽后覆土压实。

(3)移栽 春季育苗的于 9 ~ 10 月份、秋季育苗的于第 2 年 3 ~ 4 月份移栽。按行距 25 ~ 30 cm、株距 7 ~ 10 cm 开横沟栽植,或按行距、株距各 20 cm 挖穴移栽。每穴栽 1 株,栽后覆土压实,浇透定根水。

❖ **采收加工** 春、夏季开花期采收。拔取全株,除去泥沙,晒干。

❖ **相关图片**

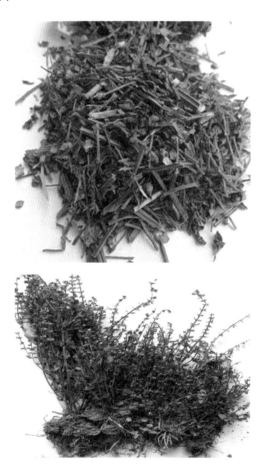

六、皮　类

（一）牡丹皮

❖ **来　　源**　为毛茛科植物牡丹的干燥根皮。

❖ **入药部位**　干燥根皮。

❖ **功　　效**　清热凉血,活血化瘀。

❖ **生长习性**　牡丹为多年生落叶灌木,花单生枝顶,白色,根系发达,具有多数深根形的肉质主根和侧根。喜凉恶热,宜燥惧湿,可耐−30 ℃的低温,在年平均相对湿度45%左右的地区可正常生长。喜阴,不耐阳。要求疏松、肥沃、排水良好的中性土壤或容沙土壤,忌黏重土壤或低温处栽植。适宜在内乡县土质肥沃、排水良好的丘陵、山坡边缘种植,牡丹花色白、个大,是观光旅游的好项目。

❖ **种植技术**

1. 选地整地　土壤选择疏松、肥沃、土层深厚的黄沙土。丹皮整地以挖伏土为最好。第1次深挖70 cm左右,使土壤充分晒枯;第2次复挖时,每亩翻入牛粪3 000 kg作基肥,然后打穴。穴的稀密根据栽种年限而定,一般是2年收获的,株距约54 cm,行距67 cm,每亩约栽1 800蔸;3年收获的,株距60 cm,行距70 cm,每亩约栽1 500蔸;5年收获的,株距、行距各85 cm,每亩约栽900蔸。

2. 选种移栽

(1)选种　丹皮主要采用苗杆扦插(种子也可繁殖,但时间较长,约5年收获)。在大暑到立秋间收获丹皮,用快刀齐苗杆地7 cm左右横切去根条,然后选择2~3年生长的苗杆,表皮光滑、顶芽壮实的插穗作种。插穗长度以20~23 cm为宜。种苗选好后,倘遇大雨或久晴不雨,不能立即栽下时,可在室外地窖内铺上润湿的黄土,把种苗直立排在黄土上,苗与苗的空间都须壅黄土,苗尖露出。

(2)栽植　在大暑至霜降(最迟不得过立冬)间雨后土壤稍干,即可栽种。再依插株大小,每穴插 1~3 根。扦插深约 17 cm,然后把周围的土用锄头稍为压紧,使苗杆与土壤紧密结合,防止风吹摇摆、不易生根和出根不齐。压紧后再盖一层松薄土,防止开坼。每亩需种苗 75~100 kg(每千克种苗 12~14 根,小的 16~26 根)。

❖ **采收加工** 收获期为大暑至处暑,采挖 2~3 年的植株,采挖时,择雨后晴天,土壤润湿时用耙头自边上至中心挖取,先用耙头挖开菀边四周的土,再用力把丹皮连根带苗挖出,轻轻敲去菀上的土,用快刀齐苗杆削下大小根条。加工时,把切下的根按大、中、小分别处理,放于太阳下晒 2~3 h,或堆放 1~2 d,稍变软时,除去须根,抽去木心,切成 3.5~5 cm 长,晒干。选择条根粗壮的用清水洗净泥沙,浸一下,再用竹刀或破碗刨去表皮,丢入另一桶清水中浸洗,约 10 min,取出滤干,先烘干表皮上的水分,使之发汗变软,然后抽心,再将根的粗头破皮 3~6 cm,用夹子或牙齿咬住木心,再用手捏住丹皮灵活地把心抽出,晒干,称为"刮丹皮"。

❖ **相关图片**

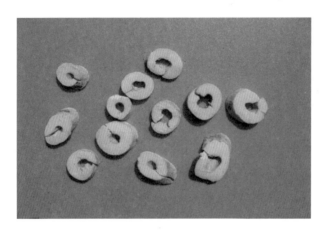

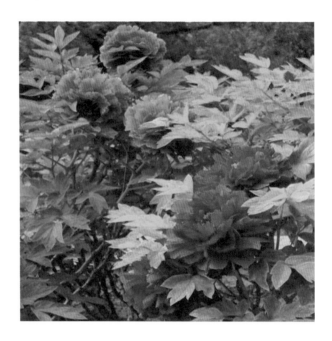

（二）香加皮

❖ **来　　源**　为萝摩科植物杠柳的干燥根皮。

❖ **入药部位**　干燥根皮。

❖ **功　　效**　利水消肿,祛风湿,强筋骨。

❖ **生长习性**　杠柳为蔓生灌木,主根圆柱形,灰棕色,分布较深,聚伞花序腋生,具乳汁。喜光耐寒,耐干旱、瘠薄、耐阴,对土壤适应性强,要求不高,选择平坦、疏松、排水良好的沙性土壤更加适宜其生长。

❖ **种植技术**

1.选地整地　选择平坦、疏松、排水良好的沙质壤土地块设置苗圃,采用床作或垄作均可。如果在沙地上床作,为了保水抗旱可做下床,一般床面净宽100 cm,步道宽40 cm,苗床长10～20 m,床间留好水线;如果垄作,可作70 cm宽,以便增加苗眼宽度。

2.播种方法　无论床作或垄作,都可以采用撒播和条播。若采用撒播,先将床(垄)面耧平,撒种后,人工扬沙土(或筛沙)覆盖,覆土厚度为1.0 cm;条播采用特制的小镐开沟,覆土厚度1.5～2.5 cm,条播较撒播抗旱,可适当减少浇水次数。播种前要浇透底水,播种后撒播苗床每天喷水

2~4次,条播1~2次,以保持苗床湿润,促进出苗。若在5月10日前后播种,7~10 d 即可出苗。杠柳出苗后,要坚持喷水,幼苗出齐后可减少喷水次数。定苗时以100~150 株/m² 为宜。同时视杂草情况进行除草、松土4~5次。幼苗生长期可视干旱情况采用大水灌溉,以满足幼苗生长需水要求。

❖ **采收加工** 春、秋两季挖出根部,趁鲜敲打泥土后剥下根皮,除去木心,取皮晒干。

❖ **相关图片**

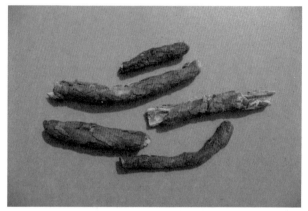

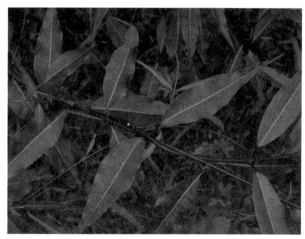

(三) 杜 仲

❖ **来 源** 为杜仲科植物杜仲的干燥树皮。

❖ **入药部位** 干燥树皮。

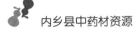

❖ **功　　效**　补肝肾,强筋骨,安胎。

❖ **生长习性**　杜仲属落叶乔木,树皮灰褐色,粗糙,内含橡胶,切断拉开有多数细丝,叶薄草质。喜温暖、湿润气候和阳光充足的环境,能耐严寒,适应性很强,对土壤没有严格选择,但以土层深厚、疏松、肥沃、湿润、排水良好的壤土最宜。种植年限长,适宜在内乡县大面积种植。

❖ **种植技术**　在春季2、3月,选择新鲜、饱满、黄褐色有光泽的种子,用20 ℃温水浸种2~3 d,每天换水1~2次,待种子膨胀后取出,稍晒干后播种。可以条播,行距20~25 cm,播种前将穴里浇透水,待水渗下后,将种子撒下,播后覆细土0.7~1 cm,再在上面盖草。

等幼苗出土后,于阴天揭除盖草;幼苗忌烈日,要适当遮荫,旱季要及时喷灌防旱,雨季要注意防涝;结合中耕除草追肥4~5次,每次每亩施尿素1~1.5 kg,或腐熟稀粪肥3~4 kg。1~2年生苗高达1 m以上时即可于落叶后至翌春萌芽前定植。

每年春夏中耕除草,并结合施肥;秋天或翌春要及时除去基生枝条,剪去交叉过密枝;及时防治立枯病、根腐病、叶枯病、豹纹木蠹蛾等病虫害。

❖ **采收加工**　杜仲采收一般采用局部剥皮法,在清明到夏至之间,选取生长15~20年以上的植株采收。杜仲加工可按照药材规格大小,剥下树皮,刨去粗皮,晒干即可制成生杜仲。根据需要可炮制成盐制杜仲,将生杜仲放入盐水中,使它与盐水充分拌透吸收,然后置锅内,用文火炒至微有焦斑为度,取出晾干即可。

❖ **相关图片**

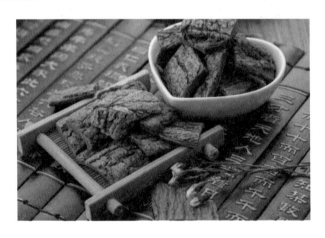

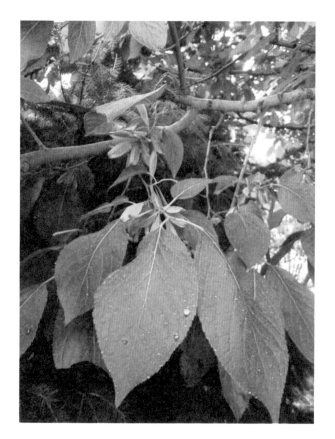

（四）厚　朴

❖ **来　　源**　为木兰科植物厚朴或凹叶厚朴的干燥干皮、根皮或枝皮。

❖ **入药部位**　干燥干皮、根皮或枝皮。

❖ **功　　效**　燥湿消痰，下气除满。

❖ **生长习性**　厚朴属落叶乔木，树皮厚，褐色，花白色，为喜光的中生性树种，生长于海拔300～1 500 m的山地林间，幼龄期需荫蔽；喜凉爽、湿润、多云雾、相对湿度大的气候环境。适宜在内乡县七里坪、夏馆等山区乡镇，腐殖质丰富、排水良好的落叶阔叶林内种植。

❖ **种植技术**

1.选地整地　厚朴树是一种喜光、喜肥的植物，所以要选择向阳避风地带种植，要求土壤疏松肥沃、排水良好。育苗地要求海拔在300～800 m以上，造林地要选择土层深厚、土质疏松、肥沃、排灌方便的向阳坡地。冬季将

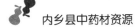

育苗地深翻,耙细整平,做畦,造林地按 3 m×3 m 株行距开穴,一般穴的长、高、宽都为 50 cm。

2.繁殖方法　厚朴的繁殖方法有种子繁殖、扦插繁殖、压条繁殖等,在生产上主要使用种子繁殖。一般选择生长 15～20 年优良母株作种,收集成熟的种植,经过一系列的处理后,将种子和湿沙按 1∶3 的比例混合储藏,待来年播种。播种可春播或秋播,春播在 2～3 月,秋播在 11 月,播种时采用条播的方法,在育苗地上开深约 3 cm 的浅沟,将种子均匀播入,覆土盖草保湿,每亩用种 15 kg 左右。

3.苗期管理　在幼苗出土后要及时揭去盖草,并要做好松土除草,见草就拔,保持育苗地无杂草,除草后建议撒一层火烧土,这样可以保护幼苗的根部,促进其生长。同时要注意遮阴避阳,以免强光灼伤幼苗,做好雨季排水防涝措施,以免积水烂根。在幼苗生长到五叶包心时,可每亩追施 5 kg 的尿素,可在雨季撒施,也可在晴朗天气将尿素兑水泼施。

4.移栽　在育苗地生长 1 年后即可移栽,如果是海拔较高的地区则需 2 年才能移栽定植。定植时选择在秋末成活率较高。将幼苗连根挖出,栽种在准备好的穴内,移栽时将幼苗扶正,将根系伸展开,不能弯曲,再分层覆土压实,至半穴时提一下,使根系舒展,浇水再覆一层松土即可。

❖ 采收加工

1.采收　厚朴的采收一般有条形剥取法、环形剥取法和半环形剥取法等方法,剥皮时多采用环剥法,即在茎基部环剥一圈,深至木质部,再向上距离 0.4～0.7 m 处复切一环,两环之间顺干垂直切一刀,另用小刀挑开切口,将竹片插入垂直割线的左右,将树皮掀开,以双手左右插进,将树皮掀下,从下至上依次剥取干皮与枝皮。

2.加工　厚朴采收后应及时加工,其产地加工方法大致有烘干法与风干法两种。①烘干法:将新鲜的树皮整理好放入甑中,以少量花椒、白矾及水蒸煮,待蒸气均匀后取出,堆于草中"发汗"12～24 h(干皮应发汗 5 d,枝皮与阴块应"发汗"后蒸软),取出后卷成万卷书形,两端用麻绳拴好,以炭火烘干。②风干法:将采回的厚朴放于室内,离地 1 m 高搭一架子,按不同规格分别堆放风干。在干燥过程中要经常翻动,以免发霉,忌暴晒。

❖ 相关图片

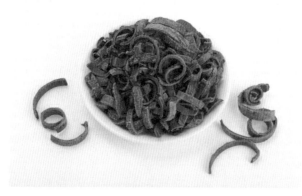

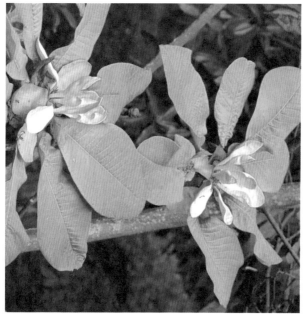

（五）黄　柏

❖ 来　　源　为芸香科植物黄皮树的干燥树皮。

❖ 入药部位　干燥树皮。

❖ 功　　效　清热燥湿，泻火除蒸，解毒疗疮。

❖ 生长习性　黄皮树生长在温和湿润的气候环境条件下，黄皮树为较

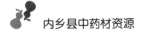

喜阴的树种,种植周期长,适合长期投资,适宜种植在荒坡、避风的环境中。

❖ **种植技术**

1. 选地整地 选择好地块后整地,深耕翻入,耙细整平,做 1.5 m 宽平畦。

2. 播种 在 10～11 月时采收成熟的果实,采收后堆放半个月左右,再将果皮搓掉,用手漂洗后取种晾干,置于阴凉通风处储藏。可分为春播或秋播,春播在 3～5 月,秋播在 11～12 月。播种前用温水将种子浸泡 24 h,再用细土或湿沙拌种催芽,待大部分种子裂口后再开沟条播,沟深 3 cm,条距 30 cm,播种后浇水保持土壤湿润。为使其加快出苗,可用地膜或稻草覆盖畦面,保温保湿,40～50 d 出苗。

3. 育苗 在出苗时要时刻保持土壤湿润,但幼苗生长到 10 cm 时,要进行间苗,将弱苗去除,培育壮苗。在播种到出苗时,要除草松土 1 次,使出苗顺利,而封垄前要中耕除草 2 次,使土壤疏松。在苗期也要加强肥水管理,要追肥 2～3 次,每次每亩施用磷酸二铵 20 kg,播种后要经常浇水,保持土壤湿润。

4. 移栽 当幼苗生长 1 年,苗高 50 cm 以上时即可进行移栽,一般在冬季封冻前、落叶后进行,将幼苗挖出,可适当剪除过长的根系,或者带土移栽。移栽时控制株行距 2 m×3 m,移栽时将树苗扶正,覆土一半时将树苗轻提,使根系舒展开来,再填土整平、踩实、浇水。

❖ **采收加工**

1. 采收 黄皮树栽后 10～15 年便可剥皮作药用,树龄愈大,黄柏产量愈高,质量愈佳。收获最佳时间为 5～6 月,这时气温较高,树液流动迅速,水分充足,黏液多,容易剥皮。操作方法如下:选择晴天,先在要割部位的树干上,上下横切一刀,再纵切,剥下树皮,深度以恰好割断韧皮部而不伤及木质部为度,轻轻地把树皮割下,剥离树皮后的茎干裸露部分用塑料薄膜或白绵纸包裹遮阳。经过适当的保护,7～16 d 后树皮重新生成,2～3 年后长成的再生皮还可以重新剥离,剥离后还可以再生,以后每年在树干上轮流剥取。

2. 加工 将剥下的树皮趁新鲜、水分多时刮去粗皮,至显现黄色为止;或在树干上先将粗皮刮净,再行剥皮,晒干。

❖ 相关图片

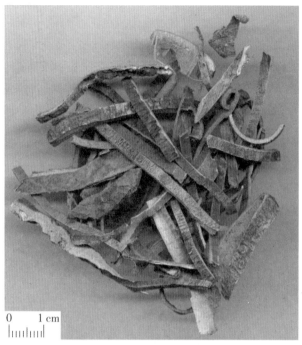

0   1 cm

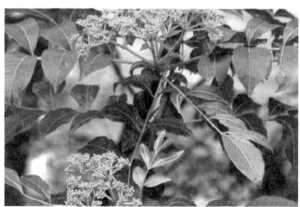

（六）桑白皮

❖ 来　　源　为桑科植物桑的干燥根皮。

❖ 入药部位　干燥根皮。

❖ 功　　效　泻肺平喘,利水消肿。

181

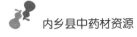

❖ **生长习性** 桑为落叶乔木或灌木,喜光,喜温暖、湿润气候,耐寒,耐干旱、瘠薄,不耐积水。对土壤适应性强,在酸性土、中性土、钙质土和轻盐碱土上均能生长。根系发达,有较强抗风力。

❖ **种植技术**

1.育苗 分种子育苗、扦插育苗两种。一般采用种子育苗。

2.种子处理 播前用50 ℃温水浸种,待自然冷却后,再浸泡12 h,放湿沙中贮藏催芽,经常保持湿润,待种皮破裂露白时即可播种。

3.嫁接育苗 一般利用本地品种的桑树种子繁殖的实生苗作砧木,利用产量高、叶质好的优良桑树品种作接穗。嫁接后的10～15 d检查是否成活,未成活的需补接。

4.选土 选择土层深厚或靠近水源的肥沃土地。桑树栽植时间以大雪后立春前为最好。种植前对地进行全垦,后开行沟施基肥,回土。

❖ **采收加工** 秋末叶落时至次春发芽前采挖根部,刮去黄棕色粗皮,纵向剖开,剥取根皮,晒干。

❖ **相关图片**

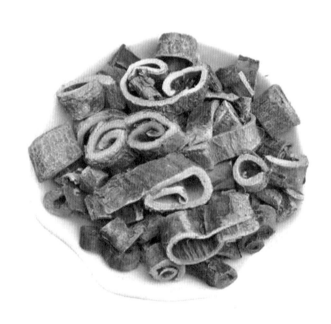

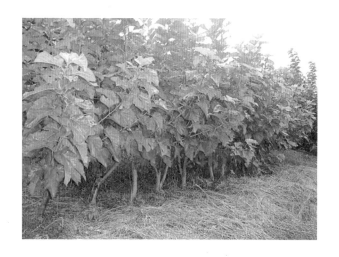

（七）冬瓜皮

❖ **来　　源**　为葫芦科植物冬瓜的干燥外层果皮。

❖ **入药部位**　干燥外层果皮。

❖ **功　　效**　利尿消肿。

❖ **生长习性**　冬瓜为一年生蔓生或架生草本，喜温，耐热，对土壤要求不严格，沙质壤土或枯壤土均可栽培，但需避免连作，适宜在内乡县种植。

❖ **种植技术**

1.选地整地　冬瓜根群发达，对土壤要求不太严格，一般选向阳、排水良好、土层深厚、富含有机质的沙质壤土就可以了。选好地后，要深翻土壤，并施足基肥，然后整平以备后期栽植。

2.播种　挑选一些健康饱满的冬瓜种子，用清水洗净再浸泡5～6 h，催芽温度以30 ℃为宜。将处理好的种子均匀地播种到苗床上，覆层土、浇少量水即可。

3.移苗定植　当苗长出2～3叶真叶、苗龄20～30 d时即可移苗定植。

4.田间管理技术

（1）水分管理　冬瓜叶面积大，蒸腾作用强，需要较多水分，但空气湿度过大或过小都不利于授粉、坐果和果实发育。

（2）肥料管理　冬瓜生长期长，植株营养生长及果实生长发育要求有足够多的土壤养分。

（3）搭架与整蔓　定植后待苗高50～60 cm时即搭架引蔓。

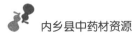
（4）病虫防治　冬瓜生长期间,会出现枯萎病、白粉病、炭疽病。

❖ **采收加工**　果实成熟后采摘,洗净,削取外层果皮,晒干。

❖ **相关图片**

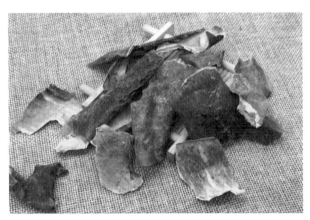

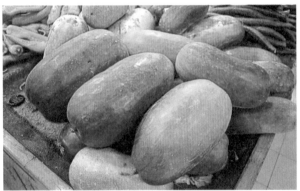

七、茎木类

（一）忍冬藤

❖ **来　　源**　为忍冬科忍冬属植物忍冬的干燥藤茎。

❖ **入药部位**　干燥藤茎。

❖ **功　　效**　清热,解毒,通络。

❖ **生长习性**　忍冬为多年生半常绿缠绕灌木,幼枝红褐色,喜温暖、湿润和阳光充足的环境。耐寒性强,耐阴,也耐干旱和水湿,萌蘖力强。生长适宜温度:3～9月份为13～18 ℃,9月至翌年3月为4～10 ℃。土壤以深厚肥沃的沙质土为宜。

❖ **采收加工**　于秋冬割取嫩枝,拣去杂质,用水浸泡,润透,切片,晒干。

❖ **相关图片**

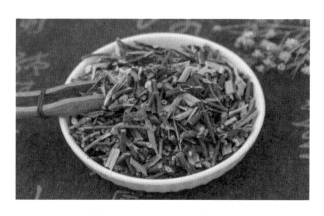

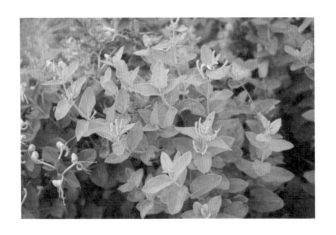

（二）夜交藤

❖ **来　　源**　为蓼科植物何首乌的藤茎或带叶的藤茎。

❖ **入药部位**　藤茎或带叶的藤茎。

❖ **功　　效**　养心安神,祛风,通络。

❖ **采收加工**　一般在冬季和秋季采收。采收时割取何首乌藤蔓,削除直径不到0.3 cm的细嫩部分和枯藤残叶,截成60 cm长的一段。将新鲜采收、截好的何首乌茎藤摊放在太阳底下晒至足干,然后扎成小把、再捆成大捆,或用打绞机压成长方形大捆,绑牢后,置干燥处存放。取本品药材,除去杂质,用清水洗干净泥沙,沥干水,放入缸内,加清水浸泡一下取出,润透,去蔸。用铡刀铡成6 mm左右长,晒干,筛去灰碎。

❖ **相关图片**

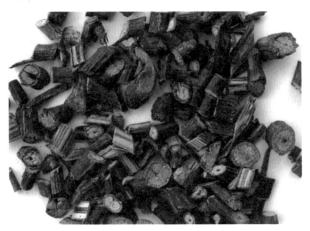

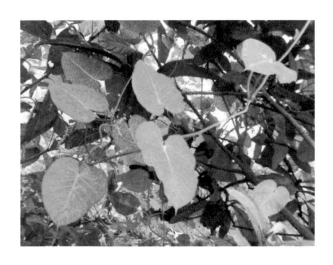

（三）钝萼铁线莲

❖ **来　　源**　为毛茛科植物钝萼铁线莲的干燥藤茎。

❖ **入药部位**　干燥藤茎。

❖ **功　　效**　清热利湿，活血止痛，健胃消食，清肝明目。

❖ **生长习性**　铁丝莲为草质藤本，茎棕色或紫红色，花单生于腋，白色。花期6~9月份，享有"藤本花卉皇后"之美称。耐寒、耐旱，较喜光照，喜深厚肥沃、排水良好的碱性壤土及轻沙质壤土，忌积水或夏季干旱而不能保水的土壤。适宜在内乡县七里坪、夏馆山区、疏林坡地种植。

❖ **种植技术**　种植前把铁线莲的茎干剪至30 cm高，有利其分枝，并且可避免茎干在种植时折损。铁线莲茎干基部要深入土面以下3~5 cm，植株放置在合适的深度后，盖土，压实，浇水。铁线莲根系喜欢凉爽的环境，在种植基质上覆盖3~5 cm厚的覆盖物能提供一个很好而凉爽的根系环境，有利于植株根系的生长。种植的时间安排在3~5月份或9~10月份。

❖ **采收加工**　7~8月采收全株，晒干。

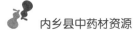

❖ 相关图片

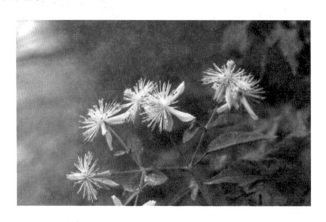

(四) 皂角刺

❖ **来　源**　为豆科植物皂荚的干燥棘刺。

❖ **入药部位**　干燥棘刺。

❖ **功　效**　消肿托毒,排脓,杀虫。

❖ **生长习性**　皂荚属落叶乔木,性喜光而稍耐荫,喜温暖、湿润气候及深厚、肥沃适当的湿润土壤,皂荚的生长速度慢但寿命很长,可达六七百年,属于深根性树种。需要6～8年的生长才能开花结果,但是其结实期可长达数百年。一次投资,可多年收益。

❖ **种植技术**　选择地势平坦、灌水方便、排水良好的沙质壤土,平整土地后施入底肥(二铵)3 450 kg/hm²。播种以春播为好,皂荚种皮厚而坚硬很难进水,春季播种前必须采取特别的处理才能发芽。秋季播种可即采即播。一般在5月上旬,播种量为195～225 kg/hm²。在播种前5～6 d灌足底水,待表面阴干后即可播种。为便于起苗和管理,可采用60 cm大垄播种,顺垄在垄面开8～10 cm的深沟进行播种;若为提高出苗量,亦可作床播种,苗床宽1.2 m,步道宽20 cm,每隔15 cm横床开6～8 cm深的条沟进行播种。播种后及时覆土,覆土厚度为3～4 cm。

❖ **采收加工**　全年均可采收,干燥,或趁鲜切片,干燥。

❖ 相关图片

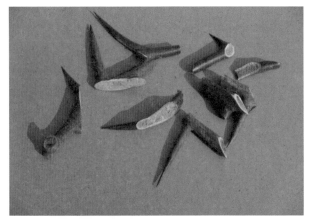

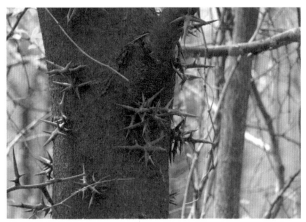

（五）紫苏梗

❖ **来　　源**　为唇形科植物紫苏的干燥茎。

❖ **入药部位**　干燥茎。

❖ **功　　效**　发散风寒，开宣肺气。

❖ **生长习性**　紫苏为一年生草本，喜温暖、湿润环境，较耐高温。在高温雨季生长旺盛，而在低温干旱时生长缓慢。种子在5℃以上即可萌发，适宜的发芽温度为18~23℃，苗期可耐1~2℃低温，开花的适宜温度为26~28℃。紫苏对土壤要求不严格，在排水良好、疏松、肥沃的沙质壤土上生长旺盛且产量高。房前屋后、沟边地边，均可种植。

❖ 种植技术

1.采种 采种的时期,约在9月中下旬,待种子充分成熟后采收,干燥后储藏。留用的种株必须发育良好,具有该品种的特征。

2.播种 播种方法有直播和床播两种。①直播:先选定适宜的土地,翻土耙碎,并整地做成宽100 cm的畦,畦面上开沟或开穴,用条播和点播的方法播种,播后再行覆土。播种期为3月下旬或4月中旬,即在清明前后。播种发芽后,须进行间苗、除草、松土及施肥等工作,以利紫苏生长发育。②床播:育苗用的苗床,须选择向阳温暖的地方。将土地翻松,施以堆肥、农家肥、草木灰等,与土壤充分混合。畦面须耙平,然后播种,条播与撒播均可,以条播为好。条距约10 cm,播后覆土,在表面铺一层草木灰或稻草,可防止和减少水分的蒸发。种子发芽后,除去稻草,进行间苗工作。至幼苗高达13~17 cm时可定植。

3.移栽 定植时期以5月下旬至6月上旬为宜。先行做畦,宽70~100 cm,株距34 cm,每穴栽植1株幼苗,随即覆土轻压,使根部与土壤密接,并浇水润湿,使之容易成活。

❖ 采收加工

1.苏叶 6~7月份,当枝叶茂盛时,采摘叶片阴干或晒干。

2.紫苏花 8~9月份采摘花穗,晾干或晒干。

3.苏子 9~10月份割取成熟果实全株或果穗晒干,打落果实,筛净杂质即可。或用手纳取果穗盛于筐、篓或其他容器内晒干,筛净杂质即可。

4.苏梗 采挖后,洗净泥土阴干或晒干即可。

❖ 相关图片

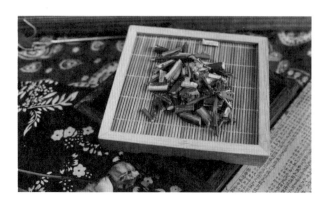

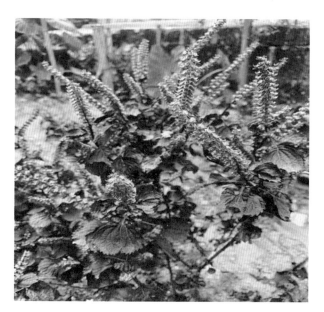

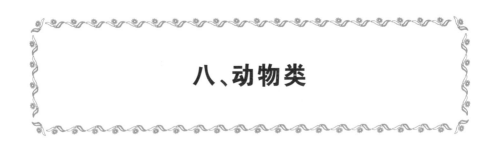

八、动物类

（一）全　蝎

❖ **来　　源**　为钳蝎科动物东亚钳蝎的干燥体。

❖ **入药部位**　干燥体。

❖ **功　　效**　息风镇痉,通络止痛,攻毒散结。

❖ **生长习性**　蝎子属于昼伏夜出的动物,喜潮怕干,喜暗,怕强光刺激。喜群居,好静不好动。它们居住在天然的缝隙或洞穴内,比较耐寒和耐热。外界环境的温度在 40 ℃ 至−5 ℃,蝎子均能够生存。蝎子的生长发育和繁殖与温度有密切的关系。气温下降至 10 ℃ 以下,蝎子就不太活动了;气温低于20 ℃,蝎子的活动也较少,它们生长发育最适宜的温度为 25～39 ℃。气温在 35～39 ℃,蝎子最为活跃,生长发育加快。温度超过 43 ℃ 时,蝎子很快死亡。全蝎经济价值高,特别是禁止捕捉野生资源后,养殖效益会更好,内乡县岈岖、桃溪等乡镇均可养殖。

❖ **养殖技术**　蝎子怕强光喜阴暗,蝎场应建在背风向阳、采光面大、排水良好、清洁安静的地方。蝎子养殖方式很多,小规模的有盆养、缸养、箱养,大规模的有池养、房养、蜂巢式养殖等。

1.池养　蝎池可建在室内,也可建在室外,普通建池尺寸为高 0.5 m、宽1 m,长度根据实际情况而定。池外壁可用少量灰浆堵塞砖缝,防止蝎子从缝隙中外逃。池面内侧近顶口处,在涂抹的灰浆干燥之前,可镶嵌玻璃、瓷片等光滑材料,防止蝎子从顶口外逃。在池中心离四边 15 cm 左右用砖瓦、石块平垒起多层留有 1.5 cm 左右空隙的垛,供蝎子栖息。

2.箱养　用木板制成或直接利用废旧的木箱、塑料箱,箱口四周围一圈塑料膜或玻璃条,防止蝎子外逃。箱底铺 2 cm 沙土,在土上放一些砖瓦、煤渣供蝎子活动和栖息。

❖ **采收加工**

1. 全蝎的采收　全蝎的采收是指为了加工及外售活蝎(包括种蝎),将蝎子从饲养盆(池)中捕移集中的工作。一般在孕蝎产仔前 2 周进行,除了较好的种蝎留种外,其他交配过的公蝎、产仔 3～4 年以上的母蝎及一些残肢、瘦弱的蝎,都可以用来加工或食用。

(1)池养蝎的采收　先用毛刷将蝎窝内的蝎子扫入簸箕内,倒入塑料盆中;然后将窝内瓦片逐块揭起,将漏扫的蝎子扫出,同样放在塑料盆内。然后再对塑料盆中的蝎子进行挑选,把中蝎、幼蝎及健壮的母蝎、孕蝎留下来,其余的进行加工处理。

(2)房养蝎的采收　用喷雾器将 30 度米酒喷于蝎房内,关好门窗,仅留墙脚两个出气孔不堵塞,在出口处放一个塑料盆。经过 30 min 后,酒气充满房内,蝎子忍耐不住酒味,便会从气孔逃窜出来,掉入盆内,然后再进行挑选。

(3)缸养和箱养蝎的采收　只要将缸、箱内的砖瓦捡起,便可把蝎子一一扫入盆内,进行采收。

2. 全蝎的加工

(1)淡全蝎加工方法　淡全蝎又叫清水蝎。加工前,把采收到的蝎子放入清水中浸泡 1 h 左右,同时轻轻搅动,洗掉蝎子身上的污物,并使蝎子排出粪便;捞出后放入沸水中用旺火煮 30 min 左右,锅内的水以浸没蝎子为宜;出锅后,放在席上或盆内晾干。应注意的是,煮蝎子的时间不可过长,以免破坏蝎体的有效成分。

(2)咸全蝎加工方法　首先将蝎子放入塑料盆或桶内,加入冷水进行冲洗,洗掉蝎子身上的泥土和其他杂物,这样反复冲洗几次,洗净后捞出,放入事先准备好的盐水缸或锅内。缸或锅盖上草席或竹帘,盐水以没过蝎子为度,浸泡 0.5～2 h 左右。在配制盐水时,一般 1 kg 活蝎加入 300 g 盐,5 000 mL水。先将盐在锅内溶解后,再放入蝎子,待浸泡一定时间后加热煮沸,水沸后维持 20～30 min,然后开盖检查,用手指捏其尾端,如能挺直竖立,背面有抽沟,腹部瘪缩,即可捞出,放置在草席上于通风处阴干,即成咸全蝎或盐水蝎。切忌在阳光下暴晒,因为日晒后蝎体泛出盐晶而易返潮。阴干后的咸全蝎在入药时用清水漂走盐质,以减少食盐的含量及副作用。

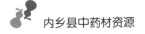
❖ 相关图片

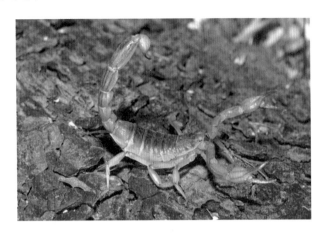

（二）蜈　蚣

❖ **来　　源**　为蜈蚣科动物少棘巨蜈蚣的干燥体。

❖ **入药部位**　干燥体。

❖ **功　　效**　息风镇痉,通络止痛,攻毒散结。

❖ **生长习性**　蜈蚣畏惧日光,昼伏夜出,喜欢在阴暗、温暖、避雨、空气流通的地方生活。蜈蚣喜欢生活在丘陵地带和多沙土地区,白天多潜伏在砖石缝隙、墙脚边和成堆的树叶、杂草、腐木阴暗角落里,夜间出来活动。在10月天气转冷时,钻入背风向阳山坡的泥土中,潜伏于离地面约12 cm深的土中越冬。至次年惊蛰后,随着天气转暖又开始活动觅食。蜈蚣钻缝能力极强,它往往以灵敏的触角和扁平的头板对缝穴进行试探,大多能通过或栖息在岩石和土地的缝隙。密度过大或惊扰过多时,蜈蚣会互相厮杀而死亡。随着《中华人民共和国野生动物保护法》的实施,国家禁止捕捉野生动物,近年来,蜈蚣价格上涨,适宜在内乡县山区乡镇养殖。

❖ **养殖技术**　人工养殖蜈蚣可采用缸或池养。采用缸养,用破旧瓦缸或陶瓷缸,最窄处直径在0.5 m以上,口朝下埋入土20 cm左右,缸内中间用破烂砖或用土坯垒起来,比缸面低10 cm左右,缸中间的坯垒和缸壁留有一定空隙。如果用完整无缺的缸,不要打掉底部,直接在缸中垒土坯即可。一个直径80 cm的缸可放成年蜈蚣200条左右。

采用池养时,养殖池要建在向阳通风、排水条件好而又比较潮湿、僻静的地方,可建在室内,也可建在室外。用砖或石块等砌成,水泥抹面,地高

80 cm,养殖池面积大小随意,一般在 5 ~ 10 m²。地上铺细石或碎瓦片,池内也可栽上杂草、树木,尽量营造适合蜈蚣栖息的自然生态环境。池内壁四周用光滑无损的塑料薄膜粘贴或在池口四周用玻璃片镶成一圈宽 15 cm 左右并与池壁成直角的内檐,防止蜈蚣外逃,也可防止有害动物掉入池内。一般每平方米养殖池可放养成年蜈蚣 500 ~ 900 条。

❖ **采收加工**　夏、秋二季捕捉,可在阴湿有蜈蚣的地上挖一个大坑,将湿鸡毛或腐草、马粪堆积坑中,上盖潮湿的草席,几十天后就可进行捕捉。捕捉后,用两端削尖的竹片,一头插入蜈蚣颚下,另一头扎入尾部上端撑起,使它全体伸直,晒干或用小火烘干,或先用沸水烫死,晒干或烘干也可。如果蜈蚣肠内有粪或腹内有卵,可在尾端剪开,挤出粪或卵。活体不宜长时间放置。

❖ **相关图片**

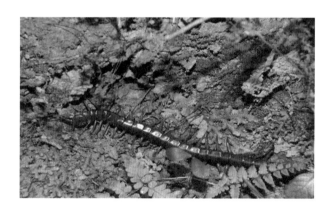

(三)土鳖虫

❖ **来　　源**　为鳖蠊科昆虫地鳖或冀地鳖的雌虫干燥体。

❖ **入药部位**　雌虫干燥体

❖ **功　　效**　破血逐瘀,续筋接骨。

❖ **生长习性**　土鳖虫喜欢生活在阴暗、潮湿、腐殖质丰富的松土中,怕光。土鳖虫属杂食性动物,土鳖虫适宜生长的环境温度为 25 ~ 30 ℃,10 ℃以上开始活动觅食,10 ℃以下潜入土中冬眠。故冬季应在池内放些稻草、鸡毛等保暖物,翌年觅食期及时清出,其相对湿度以 75% ~ 80% 为宜,土鳖虫适宜在内乡县养殖。20 世纪 80 年代王店镇进行过大规模人工养殖,收益很好。

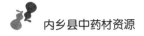

❖ **养殖技术**

1.选地建池 土鳖虫人工养殖曾采用室外建池方法进行。为更好地控制饲养温度、湿度及管理,现多改为室内箱养、池养、房养。

2.饲养方法

(1)种虫来源 一般有捕捉野生和饲养选种两种方法。捕捉野生种虫,可提高种性。生产上多用饲养选种,优良种虫的标准:雌种虫,体长、椭圆形、个大、腹部饱满、棕褐色,光滑,活动能力强,行动速度快,食量大,产卵率高,无寄生虫病害。

(2)饲养方式 饲养土鳖虫通常在室内进行。以饲养量及条件分小型饲养、分散饲养和大型饲养。

1)小型饲养:于室内采用长 1 m、宽 0.7 m、高 0.48 m 的木箱数个,置于火炕上,内放充分晾晒处理过的沙土 17 ~ 24 cm 厚,保持适宜的湿度,放种虫 1 ~ 1.5 kg。有的地方在室内挖瓮形地洞,洞壁光滑、口小、直径约 30 cm,洞深 1 m 左右;如湿气大,挖土成团,要挖浅些,砌砖补高,内放松土 50 cm 左右。用无底的大瓮埋入土中作饲养池更好。

2)分散饲养:在室内用土坯搭箱,放适量沙土及虫种。冬季箱内温度不低于-10 ℃。有条件的,将木箱置于火炕上饲养,方便灵活,有利土鳖虫生长发育。

3)大型饲养:选择适当地方,设专养房,于室内搭地炕,坑上砌成若干个水泥槽,槽上留有适当间隙,分层放置同规格的木箱,进行立体饲养,四季均可。亦有在室内建深 1 m 左右的饲养池,土壤过湿不能深挖,需砌墙增高;土壤干燥,深挖仍达不到所需湿度,可洒水增湿。池壁要坚实、光滑,上做活动顶,并留一至数个通气孔。饲养土要选择菜园中或田埂上含腐殖质较多的湿松土,土粒大小似米粒或绿豆粒,湿度以手捏成团、松手即散为宜。

无论饲养箱、槽或瓮口,均须用薄膜盖好,防止土鳖虫爬出或逃跑,以及敌害入侵。

❖ **采收加工** 内乡县土鳖虫采收在 5 ~ 8 月份,于夜间选择土鳖虫常栖息处或仓房、厨房等糠堆底下翻捕。有的地方用炒香麦麸洒于地面,或灯光诱捕;也可将缸埋入土鳖常活动的地方,缸内与地面相平,口上放稻草等掩蔽物,引土鳖虫进缸,于翌晨捕收;在土鳖虫活动处,以草皮泥块叠成塔式,内放草类及其喜食之物,定期翻捕。

一般于 10 ~ 11 月份捕收产卵 2 年的雌虫;如冬季加温饲养,14 ~ 15 个月就达到入药程度。采收要分档,首先捕收超过产卵盛期或已达到入药程度及体弱不能越冬者。饲养密度过大时,留足供繁殖的雌虫,余者大批采收;非强壮雄虫在蜕完第 7 次皮后,如还没生翅,亦可挑出加工为商品。将饲养或捕捉的活土鳖放于沸水中烫死后,晒干即得。或以清水洗净泥土,再放入盐水中煮约 40 min(每千克加盐 200 g),待虫腹部已瘪时捞出,摊于席上用板轻轻压出腹中积水后,晒干或炕干。前者称"清水货",后者称"盐水货"。

❖ **相关图片**

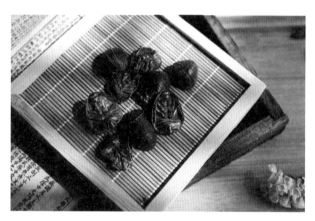

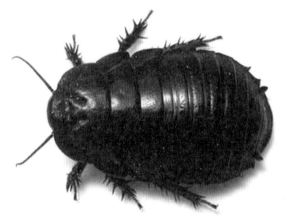

(四)鳖 甲

❖ **来　　源**　为鳖科动物鳖的干燥背甲。

❖ **入药部位**　干燥背甲。

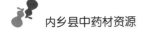

❖ **功　　效**　滋阴潜阳,退热除蒸,软坚散结。

❖ **生长习性**　鳖是变温动物,环境温度直接影响鳖的生长。鳖适宜的生长温度为 28 ~ 32 ℃,最适水温为 30 ℃,基本生存温度为 10 ~ 40 ℃。鳖喜淡怕咸,是一种生活于淡水环境的动物。鳖是偏动物性饵料的杂食动物,食谱宽度极广,极贪食,但又极其耐饿,可以长达半年之久不摄食而不会饿死。

❖ **养殖技术**

1. 鳖塘的选择　养殖鳖塘选择在环境安静、水源充足、水质清新无污染、底质为壤土和黏壤土、排灌方便、交通便利的地方。鳖塘东西走向,呈长方形,单口鳖塘面积 3 ~ 8 亩,池深 2 m,有效水深 1.0 ~ 1.3 m,坡比 1∶3,鳖塘主埂宽 2 m,支埂宽 1.6 m,底泥深度小于 20 cm,进、排水口独立,呈对角设立。鳖塘四周用铁皮建好防逃设施,四角围成圆弧形,铁皮埋入土下 20 cm,高于塘埂 50 ~ 60 cm,防逃铁皮用竹桩固定。利用防逃墙内宽度为 0.5 m 以上的空地作为晒背、休息场所。在鳖塘背风向阳、环境安静的一边的水陆交界处用石棉瓦设置食台,供鳖晒背和摄食用,一半淹于水下,一半露出水面。鳖塘的进、排水口要安装过滤网,防止野杂鱼等敌害生物进入鳖塘。

2. 鳖塘消毒　用生石灰 100 kg/亩带水清塘,将生石灰水全池泼洒。如果利用旧池塘一定要干塘暴晒,除泼洒生石灰消毒外,还要彻底清除鳖塘中的敌害生物。鳖塘清塘消毒后,用编织袋装 35 ~ 40 kg 的腐熟羊粪肥,挂在鳖塘的四个角落,以培养浮游生物、水蚯蚓等鳖的天然适口饵料。

3. 饲养方式

(1)苗种放养　放养密度——规格为 400 ~ 500 g/只,共 27 200 只,放养在一口近 4 m² 的土池中养殖(鳖塘面积 4.87 m²,除了蓄水池和备用鳖塘,实际成鳖养殖面积 4 m²)。

(2)鳖种的放养　鳖放养应一次放足,同一口鳖塘放养的鳖种规格要整齐,以免弱肉强食。

❖ **采收加工**　春、夏、秋季捕捉,用刀割取背甲,去净残肉,晒干。

❖ 相关图片

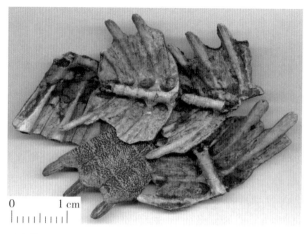

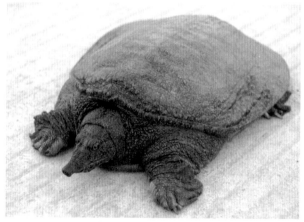

（五）蝉　蜕

❖ **来　　源**　为蝉科昆虫黑蚱的若虫羽化时脱落的干燥皮壳。

❖ **入药部位**　干燥皮壳。

❖ **功　　效**　疏散风热,利咽,透疹,明目退翳,解痉。

❖ **生长习性**　适宜的温度(28～34 ℃)会缩短蝉生长周期、提高金蝉孵化率。温度过低会造成蝉蚁孵化时间延长,温度过高可使金蝉种卵死亡。空气相对湿度控制在65%～75%,对提高金蝉孵化率至关重要。光、暗等时长条件下蝉卵的孵化率最高,全黑暗和全光照都不利于蝉卵的孵化。幼虫通常会在土中待上几年甚至十几年,如3年、5年,还会有17年。6月末,幼

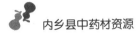

虫开始羽化为成虫。

❖ **养殖技术**　将直接从野外或在种源场地采集的具卵枝条,集中于室内促进孵化。孵化方法:在长70 cm、宽40 cm、高20 cm的塑料盒中,底部铺撒5~10 cm厚的细干沙,将卵枝成捆竖放或横放于其上,不断用小喷雾器喷洒雾水,保持具卵枝条周围空气的高湿度,使多余的水珠吸附于底部细沙中。中间应不断抽查卵的孵化情况,发现有若虫活动时,即可将枝条连同细沙置放于养殖场所。

在饲养场所的寄主植物树下,地面远离树干基部1 m左右,挖掘深30~50 cm有规律的窄沟,如环、方、三角、平行或辐射等形状,这是为了以后的挖掘和捕收。"殖种"后盖土压实,做好时间、数量、"殖种"沟形及深度等的记录。从卵期开始到生长发育为成熟的若虫(知了龟),需要在地下生长3个冬夏(实际为2年):第1年从6月份开始生长,当年生长体重只有1 g左右,全身及眼睛均为乳白色;第2年体重发育到3 g左右,全身色素加深,眼睛呈粉红色;第3年若虫(知了龟)发育成熟,体重4.5~5 g,每千克平均210只,此时身体颜色为褐色,眼睛呈黑灰色。

❖ **采收加工**　在夏、秋季可到蝉所栖息的树下附近地面收集,或树干上采集。收集后去净泥杂,晒干。

❖ **相关图片**

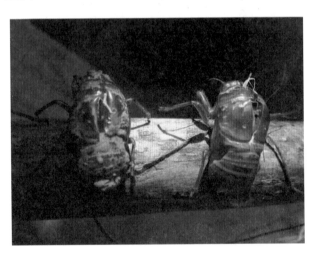

附录1　中药材贮存管理

　　中药材历史悠久,资源丰富,品种繁多,在生产、收购、调拨、销售的流通领域中,贮存管理具有十分重要的地位。

　　贮存管理是中药材离开生产领域的中间环节,由于药物本身的属性而决定了有些药材怕光,有的怕潮,有的易虫蛀、霉变,从而影响药效。又如《本草蒙荃》中说:"凡药藏贮,易常提防,倘阴干、暴干、烘干未尽去湿,则虫蛀霉变腐烂不免为殃……"贮存管理不当,亦是影响药效的重要因素。因此,研究中药材的科学贮存,对保证中药药效、减少药材耗损具有重要意义,本文就以下几个方面浅谈中药材的贮存与养护。

一、中药材常见的变异现象

　　中药材在存储保管不妥时会逐渐发生变化,使药物本身的颜色、气味及组织形态等出现变异现象,归纳起来有以下几种。

　　1.虫蛀　是指药物被虫蛀蚀的现象,药物虫蛀后,造成内部或外部组织破坏,轻的结串或被蛀成孔洞,重者被蛀空而变成粉末,残留部分也因受虫体及其排泄物的污染而严重影响疗效。仓储中必须经常检查,如若发现,应及时采取措施,如曝晒、烘干密封、熏杀等以消灭害虫。

　　2.发霉　是指药物受潮后,在温度影响下,其内部和表面寄生和繁殖了霉菌。开始时先出现白色毛状、线状、网状物或斑点,继而萌发生成黄色或绿色的菌丝。药物发霉后,即使经过整理把霉去掉,也会使色泽变暗,气味淡薄,有效成分改变或消失。因此,管理中应尽量避免发霉现象的发生。

　　3.泛油　又称走油,是指药物中所含挥发油、脂肪、糖类等,因受热或受潮而在其表面出现油状物质和返软、发黏、颜色变深、发出油败气等现象。如发现走油现象,应将药物堆在竹箩内凉爽(不能曝晒),再收放在石灰缸内干燥或置阴凉干燥处,密封保存。在管理上应注意先进先出、陈货先出的原则。

　　4.变色　变色是指药物的天然颜色发生了变化。影响变色的因素主要是温度、湿度、空气和日光,使药物颜色由浅变深,或由深变浅,或由鲜艳变为暗淡。因此,色泽的变化不仅改变了药物的外观,而且也影响药物的质量。对易变色的药物在仓储保管中应加强养护提防工作。

5.气味散失　是指药物应有的气味在受外界因素的影响下或贮藏日久散失或变淡薄。药物应有的气味是由各种成分组成的,这些成分大多是治病的重要物质。因此,气味散失或变淡薄都会使药性受影响,降低治疗效果。在仓储工作中,应对含有易挥发成分的药物采取密封避光贮藏。

6.风化和潮解　二者是两个完全相反的过程。

风化:是指某些含结晶水的矿物类药物,因与空气接触,日久逐渐脱水而成粉末状态。如芒硝等。

潮解:是指固体药物吸收潮湿空气中的水分,并在湿热气候的影响下,其外部慢慢溶化成液体状态。如咸秋石等。

以上两种变异现象都是与空气接触的缘故,所以在贮存时应将易风化、潮解的药物置缸内盖紧,并在30 ℃以下存储。

7.腐烂　对植物类药物,特别是鲜货药材,若不及时加工,受潮或堆放不妥,易引起腐烂,不能药用。如鲜玄参、鲜生地、透骨草、马齿苋等。

8.粒结　是指有些胶脂类药材因受高温和潮湿的影响而发生了联结块,给配方和制剂带来不便。如乳香、没药、芦荟等。这些品种每到夏季必须存放在石灰缸内盖紧,置阴凉干燥处,宜在30 ℃以下保存。

以上这些变异现象,一般都是受温度、湿度和日光、时间等因素影响所致。因此,在保管养护过程中,不仅要掌握各种药物本身的特点,也要注意这些外界因素的影响,研究药物的养护规律,采取正确有效的养护措施,保管好药物。

二、中药材的保管和养护方法

中药材的保管养护是一项细致而复杂的工作,应根据不同品种、性能、库存量、季节特点及贮存的设备条件,分别采用通风、吸湿、密封及对抗同贮等方法进行贮藏。

1.通风法　是利用自然气候调节库存房的湿度,主要起到降湿作用。做好合理的通风,控制库房的湿度,可使干燥的饮片不受潮。

2.吸湿法　为了保持中药材的贮存干燥,除了采用通风法外,还可采用吸湿剂、吸湿机来吸收调节空气中的水分,以保持库房的干燥。吸湿剂主要有石灰、无水氯化钙、硅胶等。

3.密封法　系将药材严密封闭,使其与外界的温度、湿度光线、细菌、害虫等隔绝,从而减少这些因素对中药材的影响,保持药物的原有品质。

4.对抗同贮法 传统方法之一,是采用两种以上药物同贮而起到抑制虫蛀的贮存方法。如:花椒与蕲蛇同贮,丹皮与泽泻同贮。在水獭肝中放入樟脑属于这种方法的变通运用。

5.气调养护 气调即空气组成的调整,简称"CA"贮藏。气调养护,系指通过采用一定的技术措施调节或控制密封器内的气体组成成分,降低氧的浓度以防中药变质的方法。这是一种无毒、无污染、科学而经济的贮藏方法。

此外,近年来还出现^{60}Co-γ 射线辐射技术、气幕防潮技术、气体灭菌技术、无菌包装技术、埃-京氏杀虫技术、高频介质电热杀虫技术等。应根据中药的品种、特性、季节气温的变化采取不同的措施,对特殊中药应重点保护,做到科学养护、保证质量,降低损耗。

由于中药材成分比较复杂,在实际工作中,往往是把多种养护方法联合起来运用,如党参本身含糖分,在梅雨季节到来之前,应先暴晒后,再密封兜存,并且要放入吸湿剂,以防受潮、糖化而变质。

三、中药材集中保管实践

鉴于中药材保管养护工作的重要性,我们在多年实际工作中按照"以防为主、以养代管"的方针,采取了大量行之有效的措施,制定了保管养护制度。

(1)加强中药材的保管养护工作,注意研究各种中药材的变化规律,掌握中药材变质的内外因素,采取不同措施杜绝人为的质量事故发生。

(2)保管工作应做到"四勤":勤打扫、勤整理、勤检查、勤翻垛。

(3)在中药材分类存放,做到货垛牢固,四距合理,提高仓库使用率。

(4)对霉变、虫蛀、走油、鼠吃商品,根据现有仓库设备条件分类排队,采取通风降温、倒垛、翻晒、药物熏杀等办法,保证中药材有效安全。

(5)建立检查登记簿,按月重点检查,按季全面检查,重点商品品种一旬检查一次。

(6)对未验收品种和代管品种,视为在库品种加强养护。

根据季节不同,采用适当的防治方法。例如,5、6月份,气温较高,雨水集中,湿度较高,是霉菌生长繁殖的季节,药物最易霉变生虫。在这个季节里,多注意检查,对易霉变的药材勤翻晒,对易生虫的药物设卡登记后,入熏室用硫黄熏杀。

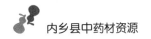

附录2 内乡县土壤成分分析与气候概况

一、气候概况

1. 气温 内乡县年平均气温15 ℃,75%的年份为14.7~15.6 ℃。1月最冷,历年平均为1.5 ℃。极端最高气温42.1 ℃(1972年6月11日),极端最低气温−14.4 ℃(1977年1月30日)。冬季冷期旬平均气温低于5 ℃的为12月下旬至2月上旬。夏季热期旬平均气温≥26 ℃的为6月下旬至8月上旬。日最高气温≥40 ℃的高温天气平均每年不到1 d,日最低气温≤−10 ℃寒冷天气平均每年不足2 d。

年平均无霜期为225 d,80%的年份在208 d以上;初霜期多在11月中旬,最早是10月22日,最晚年份为11月26日;终霜期多在3月下旬,最早年份为2月25日,最晚是4月10日。

2. 光照与热量

(1)光照 内乡县光能资源充足。年平均太阳总辐射量为108.83 kcal/cm²,最高119.77 kcal/cm²(1978年),最低96.20 kcal/cm²(1964年);光合有效辐射量为53.33 kcal/cm²,其中日平均气温≥10 ℃期间(4~11月)的太阳总辐射量为82.77 kcal/cm²,占全年辐射总量的76.1%;年日照时数为1 973.6 h,最多2 282.9 h,最少1 627.2 h,每日平均日照5.4 h,日照平均百分率为45%;作物旺盛季节(4~10月),日照时数为1 291.5 h,占全年的65.44%。各月日照时数为157~217 h之间,月平均184.5 h,平均每天6 h,充足的光源,给农作物生长发育提供了非常有利的条件。

(2)热量 全年≥0 ℃的活动积温为5 536.9 ℃,80%的年份在5 407 ℃以上;全年10 ℃的活动积温为48 863 ℃,80%的年份在4 702 ℃以上。热量资源完全可以满足农作物一年两熟的需要。

二、地力评价

据土壤普查,内乡县区域面积2 303 km²,其中耕地面积为522.1 hm²。共有黄棕壤土、粗骨土、黄褐土、红黏土、砂姜黑土、潮土、水稻土、紫色土、石质土9个土类,14个亚类,20个土属,42个土种。黄棕壤、粗骨土和黄褐土面积最大,占全县耕地面积的86.67%。松沙土至沙质壤土占耕地总面积11.82%;中壤土占耕地总面积11.85%;重壤土至重黏土占耕地总面积76.32%。多数土壤质地较差。

土壤养分是决定土壤肥力,反映其农业生产性能及潜在肥力的重要标志,也是制定土壤改良利用方向及措施的重要依据。全县耕地土壤养分含量(平均值)现状是:有机质14.38 g/kg;大量元素全氮0.90 g/kg、有效磷19.79 mg/kg、速效钾157.45 mg/kg、缓效钾1 273 mg/kg;中微量元素有效硫30.18 mg/kg、有效铜1.43 mg/kg、有效硼0.25 mg/kg、有效锌1.20 mg/kg、有效铁21.85 mg/kg、有效锰15.38 mg/kg、有效钼0.075 mg/kg;pH值6.8。

内乡县土壤多数质地较差,重壤土至黏壤土占土地面积76.32%,中壤土占土地总面积的11.85%,松沙土至沙质壤土占土地面积的11.82%。土类的基本特性如下。

1. 潮土　耕层质地轻壤至中壤,代换量为15～20 mEq/100 g,生产性能良好,土层深厚,肥力较高,疏松易耕,通气透水,保水保肥,较耐旱涝。适宜小麦、玉米、大豆、花生和桃、葡萄的种植。

2. 水稻土　内乡县水稻土是经过人类长期水耕熟化发育而成的,它具有耕作层松软,犁底层板实,土层分异明显具有氧化还原层,新生体和黏粒下移明显,水热状况稳定,土壤供肥能力强,有机质积累多,分解慢,潜在肥力高的特性。

3. 紫色土　紫色土是在第三纪紫色岩上发育的一种岩性土,灰紫砾泥土土属和紫砾泥土土属,该土表层多为中壤,表层以下中壤至重壤,该土耕性良好,保水保肥,养分含量高而协调,属较好土壤类型之一。紫泥土土属通体质地黏重,该土耕性不良,通气透水性质差,土温上升缓慢,物理性状差,耕层养分含量除钾素丰富外,其余均很低。紫色土壤适宜小麦、红薯、烟叶、芝麻的种植。

4. 砂姜黑土　砂姜黑土类中的典型砂姜黑土土属质地黏重,通透性差,遇雨包水,上浸内涝,遇旱龟裂,宜耕性差,有机质分解慢,但保肥性能强,潜在肥力高,有机质多在1%以上,代换量19～22 mEq/100 g。此土类适宜小麦、玉米、大豆、棉花等作物生长。

5. 黄棕壤　土壤多为壤质,土层中夹有石砾,土层薄,土壤通气透水性能好,宜耕作,生产性能好,适宜种植小麦、豆类、芝麻、花生等作物生长。

6. 粗骨土　由于它分布在地势陡峭不平、坡度大的山坡处,具有水土流

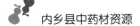

失严重、表土层薄且有砾粒、保肥保水能力弱、养分含量低等特点。种植农作物产量低而不稳,但由于地表质地较疏松,轻壤至中壤,便于树根下扎,种植用材、经济林比较适宜。

7.黄褐土 土壤代换量为15~20 mEq/100 g,保肥性能较强。其中黄土质黄褐土土属为黄胶土、砂姜黄胶土,耕层质地主要为重壤—轻黏壤。土壤质地黏重,通透性差,适耕期短,耕层浅,肥力低,不耐旱涝。泥砂质黄褐土(黄老土)土属,生产性状好。黄褐土适宜小麦、玉米、豆类、芝麻、红薯、烟叶、和小辣椒的种植。

8.红粘土 土壤质地为重壤,通透能力较差,适耕期短,保水保肥能力强,该土类地处丘陵坡地,地势较高,水源条件差,因此不耐旱。适宜小麦、豆类、芝麻、红薯、烟叶和小辣椒的种植。

9.石质土 土壤表层质地黏重,该土多为疏林草地,故形成一厚为5~20 cm的有机质层,土表有机质含量高、养分丰富,但因坡度大,土层薄,不宜农耕,种植用材林、经济林比较适宜。

三、中草药种植对环境的影响

1.实现废物的资源化综合利用 内乡县拥有大量的养殖企业,所产生的粪污如果不采取资源综合利用等方式进行消化,随意排入周边环境,势必造成辖区内河流水质恶化、地下水受到污染、大气环境受到危害,因此,种植中草药可有效降低养殖污染的危害。

2.实现降低化肥、农药的过度使用 随着工业的发展和有机肥料来源的局限性,化肥的用量呈大幅度增长的趋势,它对提高产量起到了重要作用。但是,化肥特别是氮肥使用过多,对生态环境带来了一些负效应,严重的已形成公害。例如氮肥中氨素的挥发,以及硝化、反硝化过程中排放出大量的二氧化氮有害气体,对人及动植物均会造成不同程度的伤害。化肥特别是氮肥和磷肥通过各种渠道流入湖泊、河流等水域,从而造成水体中富集营养及地下水的污染。另外,劣质磷肥中所含的三氯乙醛进入水体后成为水合三氯乙酸,可直接污染水体。长期使用氮肥,还会使土壤中碳氮比失调,致使土壤微生物向腐殖质中寻求碳源和其他营养,使其分解从而造成土壤板结,理化性质变劣。硫酸铵、氯化铵等生理酸性肥料使用过多,易改变土壤的化学性质,随着理化性质的改变,土壤微生物的区系也随之改变,如纤维素分解细菌的减少,可使土壤中有机质难以腐烂。氮肥使用不当还会促使土壤中病原菌数量增多,生活力增强,果树等作物上大量使用氮肥,还会使蚜虫等害虫为害加重。当前使用的农业杀虫剂,主要是有机药物。这些农药喷施于农作物上,一部分被植物吸收,一部分挥发至大气,一般讲,约有1/2散落在土壤中,土壤胶体与农药的缔合,形成分子吸附、离子交换、疏水缔合、氢键结合和配位交换等多种结合方式,使农药存留于土壤之中。经过一段时间有的降解,而多半以吸附态在相当长的时间内保留其毒性,被植物再次吸收。而内乡县有大量的养殖企业,养殖粪污中含有大量的氮、磷等营养元素,在经过高温堆肥后,制成有机肥后施用于中草药种植,一方面可改良土壤的孔隙度,另一方面可提高土壤肥力,降低对农药、化肥的过度使用。

3. 实现减轻环境压力的有效途径　资料显示,内乡县每年向大气、水环境中排放二氧化硫约350 t、氮氧化物约1 045 t、颗粒物约1 216 t,COD 约8 144 t、氨氮约101 t、总磷约8.5 t,这些废水、废气等可以直接影响植物的正常生长,又可以通过渗入土壤及进入水体,引起土壤和水体酸化、有毒成分溶出,从而对动植物和水生生物产生毒害,影响出境水水质达标、环境空气质量改善,势必增加环境管理的成本和难度。而大面积中草药种植对环境的适应能力很强,可有效吸收进入环境中的污染物甚至是重金属等,进一步降低环境排放对土壤、水体等生态因素的影响。

4. 提高土壤的利用率　部分中草药种植对贫瘠土壤具有良好的适应性,甚至是间作利用,不断改良了土壤结构,提高了土壤综合利用空间。

5. 改善土壤微生物活性等　单作某种中药材,根系分泌物可以加速某些微生物大量富集或消失,土壤微生态环境失衡,消失的菌群对于中药材生长有益或对病原菌有拮抗作用,所以单作种植年限越久,越阻碍中药材生长发育,加快病害发生。对当归、半夏、桔梗和甘草等中药材的研究结果均表明,中药材与不同作物间作、套种均能提高土壤微生物的数量,还可以促进土壤由真菌型转为细菌型。另外,随着桔梗–大葱间作行比的增加,土壤中镰刀腐霉属真菌数量降低,土壤有效养分的转化加速,根腐病的发生受到抑制。间作、套种对酶活性提高有显著效果。过氧化氢酶的存在可以使过氧化氢分解成水和二氧化碳,有解毒的作用;脲酶能参与氮的转化,为作物提供充足的氮源,加速有机质的分解;蔗糖酶能将蔗糖分解为葡萄糖和果糖;土壤磷酸酶能促进有机磷的矿化。多酚氧化酶可以将土壤中的芳香族化合物氧化为醌类物质,进而与土壤中的蛋白质、糖类、氨基酸等物质合成作物需要的不同有机质。长时间单作会减少土壤中某些有效养分的积累,会使不同土层的速效磷、速效氮和速效钾等养分比例逐年失衡。

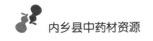

附录3　道地药材历史溯源和内乡苗头药材目录

　　内乡县位于伏牛山南麓,气候适宜,自古以来,是商贾云集的中药材集散地、溯自元末、内乡中药材即初具名盛,所辖马山口镇,为伏牛山有名的药材集散市场,驰名二十多个省市,当时被称为"十三帮",新中国成立前,马山口集散市场的药店共有三十多家,其中较大的有"天泰生""敬信成""荣元享""崇盛福""荣庆增""同志成"等。

　　内乡县中药材不但品种多,而且数量大。1932年《内乡县志》实业主篇载有"茯苓、苍术、薄荷、枸杞、荆芥、皂角、益母草、防风、远志、牛蒡子、干葛、艾叶、苦参、黄精、白桑皮、地骨皮、金银花、杜仲、厚朴、车前子、赤芍药、积壳、射干、白芷、桔梗、天南星、山药、石斛、商陆、细辛、升麻、乌头、芫花、大戟、猪苓、花蛇、柴胡、石菖蒲、山慈姑、冬虫夏草、天花粉、百合、连翘、山芋、何首乌、瓜蒌仁、苍耳子、夏枯草、天门冬、黄芩、茵陈、旱莲子、蒲公英、土茯苓、谷精草、常山、香附子、槐实、楮实、辛夷、芦根、腐蓄、青蒿、麝香、琥珀、茴香、金牛草、诸葛草、木瓜"。

　　中华人民共和国成立后,内乡县对丰富的天然药库采取了保护、利用、发展的措施,品种和数量都有大幅度增加,在药材生产方面,利用荒山、丘陵、渠边、路边,开展间作套种、南药北移、北药中移、川药自种、野生变家生等活动。并将马山口公社定为杜仲基地,夏馆、板厂两公社定为山萸肉基地,七里坪公社定为山萸肉、杜仲综合基地,西庙岗、余关两公社定为金银花基地。

附表　1985年内乡县中草药及苗头药物名录

科名	动植物名	药名	别名	药用部分	用途
多孔菌科	木灵芝	灵芝		菌体	滋补气血
	猪苓	猪苓	猪灵芝	子实体	渗湿利窍、通淋退肿
	雷丸	雷丸	雷实	菌核	消积、杀虫、除热
	茯苓	茯苓	玉苓	菌核	利尿渗湿、健胃和中
埃菌科	马勃	马勃	灰包	子食体	清肺解毒、利咽散血
梅藓科	石梅花	石花	地衣	地衣体	清热解毒
三百草科	蕺菜	鱼腥草	狗蝇草	全草	散热利湿、消肿解毒

续附表

科名	动植物名	药名	别名	药用部分	用途
杨柳科	毛白杨		白杨树	花絮	止痢
	旱柳		柳树	根、须皮枝花	祛风湿、消肿止疼
金粟兰科	银线草			根茎	祛湿散寒、理气活血
桑科	构树	楮实子	毛构树	叶、果	叶止痢,果滋补
	无花果		木花果		疗痔疮
	桑树	桑叶,桑枝,桑白皮,桑葚		根皮叶果	根皮润肺止咳,叶消炎明目,果解酒毒、乌发
胡桃科	化香树		焕香树	叶、根	杀蛆
	胡桃			枝叶仁壳	枝治癌,叶洗治癣,仁补益
大麻科	大麻	火麻仁	大麻仁麻子仁	子仁	滑肠利便
	律草			茎叶、果	健胃利尿、清热解毒
荨麻科	苎麻		苎麻	根叶	利尿安胎、清热解毒、止血
	赤麻			叶根	祛风、解毒、止血安胎、接骨
马兜铃科	细辛		香炉细辛	全草	表散风寒、祛痰止疼
	马兜铃	根:青木香;茎:天仙藤;果:斗铃(马兜铃)	臭先杨	果	镇咳祛痰
木通科	三叶木通	木通	八月榨	藤果	清热利水,通经活络
檀香科	百蕊草		打食草	全草	补虚益肾、祛风湿、解毒
桑寄生科	桑寄生	桑寄生		全棵	除风祛湿
藜科	地肤	地肤子	扫帚苗	全草果	清湿热、利小便
	菠菜			籽	清眼明目

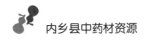

续附表

科名	动植物名	药名	别名	药用部分	用途
蓼科	翼蓼红豆			块根	清热解毒、消肿止疼,为治烧伤要药
	贯叶蓼		杠板归	全草	止泻散毒、疗痔疮瘰疬
	荭草		白胖蓼		茎叶行气活血、花明目消积、消水气、治疮肿
	头花蓼				清热、解毒、通便
	虎杖	虎杖		根	清热、解毒、通经利尿
	过路黄	金钱草	落地金钱	全草	散瘀行气、消肿止痛、止血
	扁蓄	萹蓄	粉节草	全草	利尿通淋、杀虫
	缠绕蓼	卷茎蓼			消肿解毒
	辣蓼(水蓼)				叶枝捣烂浸酒,敷治跌打损伤、疮肿、蛇毒、止痢
	药用大黄			根	清肠健胃
	羊蹄	土大黄	牛舌头草	全草	杀虫润肠、清热凉血
石竹科	鹅不食草	鹅不食草	石胡荽	全草	清热利水、破血通经
	瞿麦	瞿麦	野麦	全草	清热利尿、破血排脓消痈肿
	绿石竹		银柴胡	根	清湿热,祛骨蒸劳热
	大花缕荣			全草	清热利湿、除骨蒸劳热
	蝇子草				灭蝇
	麦瓶草		面条菜		消炎止血、补气养血
	繁缕		抽筋菜	全草	破瘀疗疮
	王不留行	王不留	麦莲子	果实	通经、通乳
马齿苋科	马齿苋	马齿苋	马齿菜	全草	清热解毒、止泻止痢
	土人参			根茎	跌打损伤、和中益胃
苋科	怀牛膝	牛膝	山苋菜	根	活血通经、利关节
	土牛膝		倒钩草	根	清咽利喉、清热解毒
	青葙	青葙子,青葙花	鸡冠菜	种子,花	种子泻肝明目,花止血、凉血

续附表

科名	动植物名	药名	别名	药用部分	用途
商陆科	商陆	商陆	山萝卜	根茎	通经、逐水
紫茉莉科	紫茉莉		胭脂花	根	利尿、祛湿、活血
睡莲科	莲	莲子,荷叶,莲须,莲蓬	荷花	叶、根、果	清热凉血、平肝泻热
毛茛科	黄连	黄连	鸡爪连	根	泻火燥湿、清热解毒
	华乌头	草乌	乌药	根茎	温中逐寒、除风湿、止痛
	高乌头			根茎	
	瓜叶乌头			块根	除风湿、止痛
	大火草			全草	理肺止咳、治风湿、强筋骨、和中理气
	华北楼斗菜		五女争风		调经活血、止血
	阿尔泰银莲花	九节菖蒲	菖蒲	根茎	活血开窍
	银莲花			根茎	活血开窍,治神昏谵语、癫痫、下痢
	小升麻				祛淤消肿、降血压
	短尾铁线草	威灵仙		根	祛风湿、活血通络、利尿镇惊
	黄独	黄药子	黄独子	块根	凉血、降火、解毒
	威灵仙	威灵仙	老龙须剪子股	根茎	祛风、除湿、止痛、利关节
	升麻	升麻	龙眼根	根茎	解热透疹、解毒凉血
	大叶升麻	黄药子	黄独	根茎	解热毒
	白头翁	白头翁	白头公	根	清热解毒、凉血止血
	牡丹	牡丹皮	丹皮	根皮	凉血散淤、镇痉
	芍药	赤芍	红芍药	根茎	活血散瘀、凉血止痛
	芍药	白芍	白芍药	根	镇痉止痛、祛瘀通经
	回回蒜	回回蒜	谷眼草	全草	解毒、消炎
	唐松草	唐松草	土黄连	根茎	清热消炎,治日赤肿痛

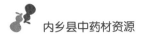

续附表

科名	动植物名	药名	别名	药用部分	用途
十字花科	芥菜	白芥子	辣菜子	种子全草	舒筋活络、明目利水
	荠菜			全草	利尿止血、清热明目、消积
	紫花碎米荠		石芥菜		清热健胃
	油菜		野油菜		解表止咳、健胃利水
	萝卜	莱服子	萝卜子	种子	消积健胃、祛痰利尿
防已科	木防已	木防已	青藤 土木香	根	祛风通络、解毒止痛
	蝙蝠葛	汉防已	防己藤	根茎	祛风利尿、清热镇痛
	汉防已		吊胡芦	块根	清热解毒、散瘀止痛、除风利尿
木兰科	八角	大茴	大茴香	果壳	顺气止痛、健胃止呕
	玉兰	辛黄	木兰	花蕾	清热消炎、治鼻炎
	五味子	北五味子	山花椒	果	润肺止咳、止喘、止盗汗、治神经衰弱
	华中五味子		南五味子	果	润肺止咳、止喘、盗汗
小檗科	淫羊藿		二枝无叶草	全草	补肾助阳、祛风利小便
	南天竹			根、果、叶	根叶坚筋活络、消炎解毒,果实镇咳
罂粟科	博落回		勃逻回	全草	镇痛、解毒、消肿
	虞美人		野大烟	球果	止疼、止泻
景天科	扯根菜			全草	活血通经
	垂盆草	垂盆草	山马齿菜	全草	清热解毒、消痈肿
	山飘风				止血(鼻出血)
	瓦松		千层塔		清凉、收敛、通经
	土三七		八宝景天	根	清热解毒止血,治肝热眼赤、消丹毒
杜仲科	杜仲	杜仲	棉树	皮	祛风湿、壮腰膝、降血压

续附表

科名	动植物名	药名	别名	药用部分	用途
虎耳草科	鬼灯檠			根茎	消肿散结
海桐花科	光叶海桐			种子、叶根	种子清热收敛、止泻,叶消炎止血,根活血通络、止痛
蔷薇科	龙芽黄	仙鹤草	狼牙草	全草	止血、收敛、强壮、止泻
	贴梗海棠(木瓜)	木瓜		果实	镇咳、镇痉、清暑、利尿、祛风湿
	野山楂	山楂	山梨果	球果	消积、健胃、降压、止泻散瘀止痛
	华中山楂	山楂	小野山楂	果根	健胃、消食,根止血
	枇杷	枇杷叶		叶果	清热利尿、止咳止渴
	蛇故			全草	活血、止血、收敛、散结、清热解毒
	棣梁		通草	花	行水消肿、止痛镇咳、助消化
	山荆子			嫩叶	消食
	翻白草(委陵菜)	翻白草	叶下白	全草	清热解毒、消炎、止血、止痢
	杏	杏仁		果仁	镇咳、止痰、通便
	蛇含		狼地爪	全草	镇咳化痰
	梅		山乌梅	果实	生津、止咳、解疟
	桃	桃仁	毛桃	果仁	镇咳祛痰、利尿通经
	樱桃		樱桃	果仁,皮根	果仁发表透疹;皮收敛镇咳;根叶杀虫、治蛇伤
	沙梨		山沙梨	果	消暑、健胃、收敛止咳
	月季		月月红	花、根、叶	活血祛瘀、拔毒消肿
	山刺玫		香花刺	根、皮	
	红刺玫		章章台		活血、止血、收敛
	玫瑰		刺玫花	花、根	理气、活血、收敛
	插田泡	花米托盘		根、茎、叶	活血、调经、祛瘀消肿止痛解毒,茎叶止痢、止血
	地榆	地榆	桑仁草	根、茎	止血止痢、收敛、治创伤

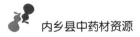

续附表

科名	动植物名	药名	别名	药用部分	用途
豆科	田皂角		夜关门	种子全草	清热利湿、解毒消肿
	山槐			叶、皮	除湿解毒
	落花生		花生	种子	温中、止淋
	两型豆		野绿豆	果	舒筋、活络、止痛
	米袋		来马回	全草	清热解毒
	芸实		倒拉牛刺	根果	根发散，果解热杀虫
	杭子梢			叶	根消炎解毒，叶发汗解表
	望江南		奶子角	全草	清热解毒、导滞通便
	紫荆			花、叶根	活血、行气、祛瘀消肿
	草决明(决明)	决明子	草决明	子	泻肝、平风
	野百合	百合		鳞茎(块根)	润肺止咳
	白扁豆(扁豆)	白扁豆	南扁豆	果实	清暑、除湿、健胃
	淡豆豉(大豆)	淡豆豉	淡豉	种子	解表除烦
	巴克木栏(越南槐)	山豆根	苦豆根	根	清热解毒、消炎
	长萼鸡眼草	鸡眼草	掐不齐	全草	治腰痛、腹泻、腹痛、中暑,外敷解毒
	截叶铁扫帚		铁扫帚	根全草	治小儿疳积、鹅疮、夜盲、黄疸、白带
	多花胡枝子		杭子梢	根叶	宣开毛窍、疏通经络
	中华胡枝子		小叶胡枝子	根叶	同上
	山豆花		猫耳朵草	根	健脾补虚、祛湿活络
	印度草木犀		木圣麻	全草	清热解毒、健胃化湿、利尿杀虫
	小苜蓿		野苜蓿		治蜈蚣、毒蛇咬伤
	滇绿豆		山绿豆		活血平胃、利五脏、明耳目,外用治疔疮
	甘(粉)葛藤	葛根	粉葛	花根	花解毒,根解肌发表、生津

续附表

科名	动植物名	药名	别名	药用部分	用途
豆科	洋槐	槐花	刺槐	叶、根皮	利尿止血
	槐	槐角米	中国槐	花、皮籽、角	花治肠出血,子清热利尿,角通润大便,皮治癣疮
	苦参	苦参	地槐	根	清热泻火、止赤痢
	歪头菜		偏头菜	全草	降血压
	广布野豌豆		透骨草		活血
	紫藤		葛花藤	茎、皮	解毒、祛虫、治吐泻
芸香科	白藓皮	羊毡草	毡草	根皮	祛湿解毒、利尿杀虫
	吴茱萸	吴茱萸	木拉子	果实	温湿散寒、舒肝降逆
	日本常山		臭常山	叶根	镇痉、涌吐、祛痰、涎壅盛
	构桔		陈刺旦	果皮	理气化痰
	黄皮树	黄柏		皮	清热利湿
	野花椒		狗椒子	果皮	温中散寒,外用治皮肤瘙痒
	花椒	花川(花楼)	花川	叶果皮	温中散寒,燥湿杀虫
	老鹤草	老鹤草	五叶草	全草	舒筋活络
楝科	香椿		枝叶花		根皮治痢、带下虫疾
			根果皮		花果治胸肋疼
	苦楝		楝树	果根皮	理气、止痛、祛虫
远志科	远志	远志	远志	根	惊悸健忘、多梦失眠、寒痰咳嗽
	瓜子金		小叶来驷	根	清热消炎、止咳平喘、活血、通经
苦木科	臭椿		臭椿	根皮果实	根皮健胃、止血痢
酢酱草科	酢酱草		酸酒缸	全草	行气散结、消疖通经
蒺藜科	蒺藜	蒺藜		果实	果实散风明目,全草疗脚气

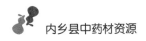

续附表

科名	动植物名	药名	别名	药用部分	用途
大戟科	铁苋菜		知落皮草		止血痢及外伤出血
	油桐		桐籽树	叶、花、果、壳、种子	凉血解毒、杀虫催吐
	算盘珠		金骨风	根、茎、叶、果	根退黄疸,茎叶治白带,果消积
	甘遂	甘遂	山猫眼	根	利水、祛痰、通便
	泽漆	泽漆	猫眼	全草	利水、消肿、散聚疬
	大戟	大戟		根	逐水消肿散结,外用治毒蛇咬伤
	地锦草		奶子罩	全草	散血、止血、利小便、通乳消疳
	京大戟	大戟	京大戟	根	逐水止痛、散结止逆
	蓖麻		大麻子	种子	滑肠通便、消肿排脓
	乌柏			根	消食积、清虚热下水气、消饱胀
	地构叶	透骨草	接生草(透骨草)	全草	祛风活血、止痛
槭树科	盐肤木	五倍子	五倍子树	虫瘿	收敛止泻
卫矛科	爬行卫矛			枝条	通经破血、治瘀落胎
	丝棉木		冻青树	根皮	补肝肾,强筋骨,外用解漆毒
凤仙花科	凤仙花	急性子	指甲花	种子、全草	降气行瘀,用于避孕、消痰,治鱼骨梗喉
漆树科	黄连木		黄楝树	叶、皮、果	祛风除湿解毒,可作外用
	漆树		漆树	叶	祛风止痒
马桑科	马桑		胖婆娘腿	根	外用杀虫
无患子科	无患子		木楝哨	果皮	内服祛痰、外用消肿

续附表

科名	动植物名	药名	别名	药用部分	用途
葡萄科	白蔹	白蔹	见肿消	块根	清火解毒、散结生肌、止疼
	乌蔹莓	乌蔹莓	五爪龙	全草（根 茎 叶）	清热解毒、活血散瘀、消肿止痛
	爬山虎		钻地枫	根、茎	祛风解毒、活血通络
	粉叶		爬山虎	根、茎	祛风解毒
	蔄苣		野葡萄	根、茎、果	强筋骨、长肌肉
鼠李科	老鼠耳		铁包金	根、叶	消痰、化瘀活血、祛湿消肿
	多花勾儿茶		甜半夜	根	散瘀消肿
	枳木枳		牛鼻子秧	果实	利湿热、止烦渴、解酒毒
	长叶鼠李		哂缘棍	根、茎、叶	杀虫解毒、祛风湿,忌内服
	酿枣		酸枣	果仁、根、皮	宁心安神
	枣		枣	果实	健脾助胃
锦葵科	木槿		根花	根、花	治胃肠炎
	锦葵		土黄芪	全草	补气血虚
	圆叶锦葵		柿饼草	根	补气虚
金丝桃科	金丝桃			根	行血祛瘀,清热解郁
堇菜科	戟叶堇菜	地丁	地丁花	全草	清热解毒、消炎
	梨头草	紫花地丁		全草	清热解毒、消炎
	长柄堇菜	长柄地丁		全草	清热解毒、消炎
猕猴桃科	猕猴桃		羊桃	根	去瘀燥湿、敛肝
胡颓子科	长叶胡颓子		羊不奶	根、茎、叶、果	止咳止血、利湿止泻
梧桐科	梧桐		梧桐	种子、叶	种子能黑发,治小儿口疮,叶催生
秋海棠科	秋海棠		金乔麦	全草	行气活血、消肿止痛
瑞香科	芫花	芫花	头痛花	花、叶、根	花逐水,叶截疳治鼻炎,根治瘰疬
仙人掌科	仙人掌		仙镜	全草	内服催吐、外用消炎
柽柳科	圣柳	赤柽柳	三春柳	叶	发表、透疹

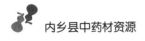

续附表

科名	动植物名	药名	别名	药用部分	用途
五加科	细柱五加			根皮	强筋骨、祛风湿
	糙叶五加				强筋骨、祛风湿
	惚木		海桐皮		清热利湿、消肿散积
	常春藤			藤、叶	祛风除湿、消肿止痛
	刺楸		老虎球刺	茎、叶	清热祛痰、收敛止血
	大叶三七		定风草	根、茎	小儿惊风、跌打损伤、肿毒恶疮
柳叶菜科	柳叶菜		水红花	全草	止血痢、退黄疸、消腹水
石榴科	千办红		千层石榴花	花、叶	收敛止泻
	石榴	石榴皮		皮、果	消食、止痢、治癣
八角枫科	瓜木		山麻秆	根、皮	祛湿止痛、止血,针剂松弛肌肉
伞形科	白芷		香白芷	根	解热止痛、排脓
	大独活			根	祛风除湿止痛
	野茴香			全草	理气开胃、祛风化湿
	雾灵独活			根	祛风除湿、解热止痛
	柴胡	北柴胡	柴胡	竹叶柴胡	发散表热、疏肝截疟
	红胡	柴胡	南柴胡	南柴胡	解热抗疟、调经
	长茎柴胡			根	祛风除湿、舒肝解郁
	狭叶柴胡	南柴胡	红柴胡	根	疏肝解郁、散热解毒
	竹叶柴胡	北柴胡	柴胡	根	疏肝解郁、散热解毒
	黄蒿	青蒿		全草	驱风健胃
	明党参	明党参	山萝卜	根	润肺祛痰、强筋健胃、补血消肿
	蛇床	蛇床子	野红萝卜	种子	补肾壮阳、燥湿杀虫
	小茴香	小茴	小茴香	全草、子	理气开胃、祛风化痰
	皋本(藁本)	藁本	白藁本	根、茎	发散风寒、祛湿止痛

续附表

科名	动植物名	药名	别名	药用部分	用途
伞形科	水芹		小叶水芹菜	全草	止血、养阴、益气利湿、降压
	白花前胡	前胡	山独活	根	感冒、咳嗽
	前胡（紫花前胡）	前胡	土当归	根	散热宣表、疏肝截阴
	防风	防风	关防风	根	祛风除湿、清热解表、止痛
	山芹菜		大叶水芹菜	全草	清热解毒、降压
	川芎			块根	祛风止痛、行气
	葶状藁本		野红萝卜	根	清热利湿、祛风止痛
马钱科	醉鱼草		闹鱼林鱼林子		消痰饮、截疟、解鱼毒
樱草科	星宿菜		箭头菜	全草	清热、凉血散瘀
	过路黄	金钱草	黄花草	全草	利尿、化痰、消热
木犀科	连翘	连翘	黄花杆	果壳	清热解毒
	白蜡树		白蜡条	树皮	清热燥湿、明目止泻
	女贞	女贞子	冬青	果	滋补、黑发、明目
	紫丁香			茎枝	清肺祛痰
	迎春		恨春迟		消炎解毒
龙胆科	龙胆	龙胆	紫花龙胆	根及根茎	清热利湿、祛肝胆火
夹竹桃科	罗布麻	罗布麻	泽漆麻	全草	凉血止血、清热
	络石	络石藤	明石	藤茎（枝叶）	养肾坚筋骨、安胎
紫金牛科	山茱萸	山茱萸	枣皮	果皮	滋阴补肾
柿科	君迁子		圆枣	果	治消渴、去烦热、镇心悸
	柿		柿子		止渴生津、止泻
			柿霜		甘凉清热、生津止渴、化痰宁咳
蓼科	戟叶蓼（鹿蹄草）	鹿蹄草	破血丹	全草	祛风湿、补虚劳
杜鹃科	白花杜鹃	映山红	白杜鹃花	根、花、叶	活血、散瘀止血、祛风利湿

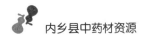
续附表

科名	动植物名	药名	别名	药用部分	用途
紫草科	紫草	新疆紫草	红草	根	解毒、透疹、滑肠
萝摩科	耳叶牛皮哨 飞来鹤		白首乌	根	止咳利尿、祛风渗湿、消食行气、止痛
	地梢瓜		羊不奶	全草	补肺气、生津止渴、消炎、止痛
	蔓生白薇	白薇	野细辛	根及根茎	清热凉血
	萝摩		老婆筋	全草、果	补精益气、解毒消肿、止血
	徐长卿	徐长卿	谷茬细辛	根及根茎	强健腰脊、理气活血、利水止痛
	杠柳	北五加	羊角叶	根、皮	强筋骨、利腰膝
	娃九藤		细辛	根	祛风湿、止咳化痰、散瘀催吐
马鞭草科	獣		山薄荷		祛风解表、散瘀止痛、抗菌消炎
	海州常山		臭牡丹	根、叶	行气活血、平肝补中气、消肿解毒
	大青				清热解毒,根祛风湿、行气活血
	黄荆		京树	根、叶、果	叶祛风解毒,根和中止痛,果止咳喘
	单叶蔓荆		扭筋	茎叶、种	疏风散热,为强壮清凉性镇痛镇静品
	马鞭草	马鞭草		全草	清热解毒、凉血活血、消积
施花科	打碗花	族花	狗秧		降压治晕
	金灯藤		大菟丝子		强腰滋补
	牵牛	二丑	黑白丑	成熟种子	泻水利尿、逐痰杀虫

续附表

科名	动植物名	药名	别名	药用部分	用途
唇形科	藿香	藿香	合香	全草	发表止呕
	筋骨草	筋骨草	旋风草	全草	清热降火、解毒凉血、散血
	夏枯草	夏枯草	牛顶钻	花穗,全草	清热散结、泻肝明目
	风轮菜	瘦风轮		全草	祛风散热、解毒消肿
	荫风轮		红花草		祛风散热、解毒消肿
	黄香苗茹			全草	活血调经、祛瘀生新
	野拔子		山茹香		清暑止呕,温胃
	益母草	益母草	坤草	全草	活血调经、祛瘀生新
	蟞菜		白花益母草	全草	破血祛瘀,解蛇毒
	毛叶瓜儿苗	泽兰	地爪儿苗	全草	调气和血、补精、安心神、利尿除风
	夏至草	山益母草	臭草		破血祛瘀
	野薄荷				除风明目
	石荠苎		野荆芥		疏风解表、解毒止痒
	紫苏	紫苏	忍子	全草	散热发表、宽胸利气
	白苏		鸡荏子	种子	祛痰镇咳
	糙苏		鲦窠草	全草	预防感冒
	丹参	丹参	西参蜂糖罐	根	活血调经、祛瘀生新
	半枝莲	半枝莲	并头草	全草	清热解毒、利尿消肿、止血
	荆芥	荆芥	樟脑草	全草	散寒解表、疏风解痛、宣毒透疹
	黄芩	黄芩	山茅根	根、茎	治肺炎、清湿热
	草石蚕		岗,楼	根	除风、破血止痛
茄科	辣椒		辣子	浆、果、根	温中散寒,健胃止呕,开郁,根煎汤外洗
	曼陀罗	洋金花	醉心花	花	治冻疮,祛风湿,止哮喘、解痉挛、止肠绞疼

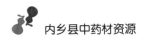

续附表

科名	动植物名	药名	别名	药用部分	用途
茄科	辣椒		辣子	浆、果、根	温中散寒,健胃止呕,开郁,根煎汤外洗
	莨菪	天仙子	牙痛子	种子	止疼、镇痉
	枸杞	枸杞子	小儿拳	果实、根、皮	果实滋肾益肝明目,根皮清热、除骨蒸
	番茄		洋柿子	果	生津止渴
	烟草		片草	全草	镇静、辟瘴气、杀害虫
	苦蘵		灯笼草、醉汉草、热参、红姑娘		清热解毒、消肿利水、止热咳
	华山参		醉汉草、热参	根	止胃痛
	酸浆		红姑娘	全草	清热解毒、消肿利水、止热咳
	茄		茄子	根、茎、花蕾	散血消肿、祛风湿镇痛、收敛止血
	白英	白英	千年不烂心	全草	清热解毒、祛湿止热咳
玄参科	母草		降龙草		活血止血
	泡桐		毛桐	根、皮、叶、花	消肿祛风湿
	野地黄	地黄	地黄	根、茎、叶	清热凉血、滋阴生津、补血
	阴行草	刘寄奴	山芝麻	全草	清热、利湿利水
	玄参	玄参	元参	根	滋阴降火、消热解毒、润肠软坚
	水苦荬		水莴苣	全草	解热、利尿、活血、止血益肺背
茜草科	水杨梅	水杨梅		全草	清热解毒、散瘀止痛
	猪殃殃	猪殃殃	小湿罗秧	全草	滋补清血、解热毒、利尿止痛
	鸡矢藤	鸡矢藤	汤鸡屎秧	全草	止痛镇痉、补中气、健脾
	茜草	茜草	大拉拉秧	根及根茎	止泻止痢、破瘀通经
	六月雪	千年矮			祛风、利关节、止痛

续附表

科名	动植物名	药名	别名	药用部分	用途
车前科	车前	车前子	须根车前	全草、种子	利水、祛湿、清热泻火、平肝明目
	平车前		独根车前		利水、祛湿、清热泻火、平肝明目
苦苣苔科	牛耳草		石白菜	全草	生津利咽
	石吊兰		石红豆		通经、利关节、止血
忍冬科	金银花	金银花	二花	茎、叶、花	清热解毒
	接骨木		接骨丹	全草	舒筋活血、消肿止痛、除风湿
紫葳科	梓树		楸树	根、皮、果、叶	清热解毒、利水消肿
桔梗科	轮叶沙参	南沙参	泡参	根	养阴补肺、除虚热、止咳祛痰
	杏叶沙参				养阴补肺、除虚热、止咳祛痰
	羊乳		四叶参		补气养阴、清肺祛痰、排脓通乳
	绿花党参		高山党参		止渴生津、补中益气
	桔梗	桔梗	铃当花	根	祛痰、镇咳平喘排痈、止痢散风寒
葫芦科	土贝母		假贝母		解毒排脓、散结祛痰
	冬瓜			瓜皮、种子	皮利湿消热,种子化痰利水排脓
	黄瓜			根茎、叶、果	祛痰、镇惊、清热利水除湿、滑肠
	大南瓜			种、根、果、叶	种除绦虫,根清热,叶镇咳
	丝瓜	丝瓜络		果实	清热凉血、活血通经络、解毒、利服甲,生津止渴降火润爆、排脓消肿
	栝楼	瓜蒌 天花粉	瓜蒌仁	根、种、果	清热化痰、润肺止咳
山萝卜科	续断	续断	川断	根	补肝肾、续筋骨、通血脉、利关节、治疮痈
败浆科	大头回		臭脚根	全草	散瘀消肿、活血排脓
	败浆(酱)	败酱草	黄花龙牙	全草	散瘀消肿、活血排脓

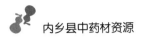
续附表

科名	动植物名	药名	别名	药用部分	用途
菊科	白莲蒿		白艾蒿		补中益气、治风寒湿痹
	黄花蒿	青蒿	臭蒿	全草	清暑、解热、截疟
	茵陈	茵陈	茵陈蒿	幼苗	疏利湿热、发汗利水
	牡蒿		青蒿		清热解毒、退虚热止血
	细艾叶		扫帚蒿		理气血、逐寒湿、调经安胎
	艾		祁艾	叶	理气血、逐寒湿、调经安胎
	马兰			花、全草	治肝炎、湿热
	竹叶菊	柳叶子苑		根	止咳祛痰
	白术	白术	贡术	根茎	补脾健胃、和中燥湿、化痰利水止汗
	苍术	苍术	茅术	根茎	燥湿发汗、温中健脾
	婆婆针	鬼针草	鬼疙筝	全草	内服治肠炎，外洗治小儿腹泻
	镜泊冤儿伞				疏筋活血
	红花	红花	红蓝花	花	行血破瘀
	飞廉		山刺芥	全草	凉血止血、清热解毒、消肿止痛
	菊花	菊花	大白菊	头状花序	凉血止血、清热解毒、消肿止痛
	轮蓟	大蓟	山刺芥	根	止血凉血
	大丽花	大理菊	泽半坩	花	活血
	格氏兰刺头	陆芦		根	通乳
	鱼里盼		旱莲草	全草	凉血止血、收敛、补肾阴
	泽兰	泽兰		全草	避秽祛湿、行水化浊、开胃和中
	小飞蓬		狼尾巴		清热化湿、利尿退黄
	佩兰	香草	兰草	根	清暑化浊
	鼠曲草		打火草	全草	止咳平喘、强筋骨
	土三七	菊叶三七	女姜	根茎	行血止血
	向日葵	葵花籽	转子莲	根茎、花盘	根茎清利湿热，花盘除风明目、催生
	菊芋		岗姜	块根	润肺止咳
	泥胡菜		秃疮痂	全草	润肺、散结、解毒
	旋复芹	金佛草	野芝麻叶	全草	软坚消痞、祛痰下气
	苦卖菜		燕菜	全草	清热解毒、活血
	剪刀股		鸭鸭苗		清热解毒、消炎止痛
	齿缘山莴苣		山莴苣		清热解毒、消炎、凉血、散瘀

续附表

科名	动植物名	药名	别名	药用部分	用途
菊科	火艾		艾		调经安胎止痛
	祁山漏芦		打锣手	根茎	催乳
	云木香			根	顺气止疼、健胃消胀
	天名精		鹤虱	全草	消炎、驱虫
	鸦慈	芦芦	老官苔		通乳
	狗舌草		十朵花	全草	外用杀芥癣
	腺梗豨莶		豨莶草		去风湿、利筋骨
	山牛旁	牛子		种子	疏风清热、解毒
	款冬花	款冬花	冬花	花蕾	温肺化痰、平喘止咳
	苍耳	苍耳子	苍稞	茎叶、果实	全草发汗散风渗湿,果实疏通脑颅
百合科	韭	韭菜子	韭菜	种子	补肝肾、暖腰膝、助阳固精
	茗葱		山葱	全草	消肿发散
	葱	葱白	大葱	茎	发汗解毒、宣通脉络
	大蒜		蒜	鳞、茎	化湿消胀、健胃杀虫、解瘟疫、化痰止咳
	野韭		野蒜	全草	利温壮阳、通淋
	肺筋草		肺经草	全草	清肺热、止咳利水、通经杀虫
	羊齿竹		假寸冬	根	清热生津、养阴镇咳
	山天冬		公天冬		祛痰、镇咳、清热
	麦冬	麦冬	寸冬	块根	清心润肺、养胃生津、化痰止咳
	贝母叶	贝母		鳞茎	祛痰、镇咳、消肿
	百合	百合	山丹	鳞茎	补肺镇咳生津
	细叶百合	百合	百合	鳞茎	养阴润肺、止咳清热利尿
	黄精	黄精	鸡头根	根茎	滋补强壮
	轮叶黄精	黄精	小黄精	根茎	补脾润肺、生津养胃、补阴
	玉竹	玉竹	女萎	根茎	养肺润燥、生津止咳润肺

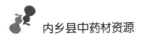
续附表

科名	动植物名	药名	别名	药用部分	用途
百合科	七叶一枝花	重楼	七叶莲	根茎	清热解毒散结、消肿解毒
	棉枣		八	实	利咽喉
	菝葜	菝葜	小金刚刺	根茎	祛风湿
	藜芦	藜芦	山葱	全草	催吐导泻、灭虱杀虫
	马藜芦		山葱	全草	催吐导泻、灭虱杀虫
兰科	建兰		兰草		通乳
	金石斛	金钗石斛	还魂草	茎	养肺生津
	斑叶兰				消炎消肿、解毒
	麦斛		石豆		生津清热、润肺化痰
	白芨(及)	白及		块(块茎)	收敛止血、润肺止咳
	天麻	天麻	赤箭	块根(块茎)	镇静解痉、祛风化痰
	缓草	盘龙参		全草	补气收敛
鸢尾科	射干	射干	寸干	块根	清热解毒、利咽喉
			公寸干	全草	消积通便、活血祛痰
薯蓣科	五叶薯蓣		老头旦	块根	补脾、利湿、止泻
	穿山龙		土长山	根茎	祛风除湿、强筋壮肾
铁线蕨科	铁线蕨			全草	镇咳、利尿
铁角蕨科	铁角蕨				清热解毒、祛风调经
	北京铁角蕨	调经草			治风湿腰痛
	马镫草				止血
	贯众	贯众	贯节	根茎	杀虫、解瘟疫
金里蕨科	肿足蕨		金毛狗	全草	发表、祛寒
凤尾蕨科	蜈蚣草		狗脊		祛风杀虫、治痔疮
	蕨		拳菜		祛风湿、利尿解热、治脱肛、驱虫
	凤尾草	凤尾草	井口边草	全草	消炎清胃
书带蕨科	细柄书	带厥、石针			镇惊除风
鸟毛蕨科	狗脊蕨	狗脊	金毛狗脊	块茎	强腰膝、活经络

续附表

科名	动植物名	药名	别名	药用部分	用途
木贼科	问荆			全草	利尿止血、祛湿止淋
	节节草				解热利尿接骨、疗眼疾
海金沙科	海金沙	海金沙	金沙藤	孢子	利尿通淋
苹科	苹		四瓣草	全草	清热解毒、消肿利尿
瓶尔小草科	狭叶瓶尔小草		一支箭		消炎活血
水龙骨科	柔软草		狭叶刀		清湿利尿通淋、收敛止血
	瓦韦			全草	镇惊止咳止血
	抱石莲				舒储通络、除湿利尿、凉血解毒
卷柏科	卷柏	卷柏	一把抓	全草	收敛止血
	翠云草		宽叶地梅叶		清热利尿、祛湿解毒、消炎止血
松科	琥珀	琥珀			安神散瘀行水
粟科		醋			安蛔抗药
		伏龙肝	灶心土	土	温中止呕止血
		百草霜	锅底灰		止血消积
	芝麻	麻油	香油	油	清热润肺滑肠
浮萍科	浮萍	浮萍		全草	发汗行水、祛风散湿
禾本科	小麦	建曲		果实	消食化积
麦角菌科	麦角				收缩子宫
飞蝗科	蚱蜢			虫体	镇惊止咳
蜈蚣科	蜈蚣	蜈蚣	百脚虫	虫体	祛风定惊
钳蝎科	钳蝎	全蝎	蝎子	虫体	祛风定惊
蝽科	九香虫	九香虫	屁斑虫	虫体	理气止痛、壮元阳
虻科	虻虫	虻虫	牛虻	虫体	破血逐瘀、通络
蝉科	幼蝉	虫退	知落壳	蝉幼外壳	散风热
蚯蚓科	蚯蚓	地龙	蚯蚓	虫体	清热定惊、利小便、通经络

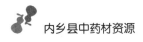

续附表

科名	动植物名	药名	别名	药用部分	用途
鹿科	麝	麝香	獐子	雄麝囊分泌物	避秽开窍、通络
游蛇科	乌梢蛇	乌蛇骨	乌梢	干燥蛇体	祛风湿
螳螂科	螳螂	桑螵蛸	老鸹毕	螳螂卵巢	益肾固精
鲛鲤科	穿山甲	穿山甲		鳞甲	祛风通络、活血消肿、溃痈下乳
	紫河车	紫河车	衣包	胎盘	补气养血益精
鳖科	鳖	鳖甲	老鳖甲	上甲壳	清热养阴平肝、软坚散结
龟科	龟	龟板	乌龟壳	下甲壳	滋阴潜阳
蝼蛄科	蝼蛄		行水虎	全虫体	利小便、消水肿
胡蜂科	胡蜂	蜂房	马蜂窝	蜂巢	祛风攻毒杀虫
鸟科	啄木鸟			肉	抗癌止痛
蜜蜂科	蜜蜂	蜂糖		蜜蜡	蜜润燥、补中止痛、解毒,蟹收敛
蚕蛾科	蚕	僵蚕		虫体	祛风化痰散结
蚕幼科	蚕	蚕沙		蚕屎	收敛止泻
蟋蟀科		秋虫		虫体	催生利尿、透疹、疗阳痿
金龟子科	蛴螬				散瘀血去目翳、祛风寒、平喘
鼯鼠科	鼯鼠	五灵脂		鼯鼠屎	生用行血止痛,炒炭止血
雉科	鸡	鸡内金		鸡合子	补脾健胃消食
水蛭科	水蛭	水蛭	马鳖	虫体	破血逐瘀、散结通经
地鳖科	土元(地鳖)	地鳖虫	菠萁虫	虫体	破瘀血、壮筋骨
洞角科	山羊			角、肉	角清热凉血、镇惊祛痰,肉止疟痢、壮筋骨
	水牛	水牛角		水牛角	清热泻火、凉血解毒、定惊止血

续附表

科名	动植物名	药名	别名	药用部分	用途
蚌科	蚌	螺蛳		蚌壳	燥湿除痰
	蟹		螃蟹	全虫体	壮筋骨
	鼠妇		湿湿虫		久痛寒热、经闭、风虫牙疼
	蝮蛇		土布袋蛇	干蛇体	可通经止痛、定惊除癫
尢青科	斑蝥	斑蝥	花壳	虫体	攻毒破血
	鲫鱼			肉	消水止泻
	倒退虫			全虫	抗癌
	红娘	红娥虫	灰花蛾	虫体	攻毒破血
	壁虎	壁虎	守宫	虫体	镇惊退翳
	鲤鱼			肉	通乳、消肿、利水
	豹	豹骨油		骨油	祛风湿
	刺猬	刺猬皮		皮	降气凉血
	黄鼠狼			骨	祛风、退翳、杀虫
	凤凰衣			鸡蛋壳	制酸收敛
	蝌蚪			全虫	解毒、乌须、黑发
	獾			油	治烫伤、关节疼痛
壁钱科	壁钱			全虫	清热消毒、活血止血
人科	血余炭	血余炭	头发炭	炭化物	消瘀止血
	指甲				收敛、生肌、止血

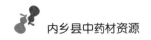

附录4　特色传奇融合发展的中医药

内乡县委县政府多年来一直倡导大力推动中医药与旅游及乡村振兴的融合发展,尤其在2021年习总书记南阳之行对中医药发展作出重要指示后,内乡县迅速成立了中医药发展中心,并制定一系列政策和措施,对全县资源进行整合,坚持以人为本,结合实地实景、地域文化,催生了内乡县特色中医药产业发展,推出和包装一批以中医文化传播为主,集中了中药材种植和加工,集康复理疗、养生保健、疾病防治、文化体验于一体的中医药文化健康旅游示范产品,助推本地的乡村振兴。

一、菊谭古治与郦邑贡菊

菊花,气清香,味甘微苦,能散风清热、明目解毒,治风热头痛、目眩赤疗症、肿毒、痈疽。据考,杭菊长于清肝明目,白菊长于清风散热,野菊长于清热解毒。

内乡县是菊花的原产地,历史上以盛产菊花而久负盛名。隋、唐两代县名就曾为"菊潭"。据记载早在两千四百多年前的周厉王时代,菊花在内乡已盛引。公元前九百年,菊花由我国经朝鲜传至日本,16世纪传入欧洲,19世纪又进入美洲。至今英国伦敦飞利浦公园尚有"中国内乡菊花"的字样。

内乡县城西北,有一地名曰甘谷,那里山上长着很多菊花,争艳斗丽。山腰有一石洞,洞有一个水潭,清澈见底。菊花丛中花瓣散落水中,长年日浸月润,潭水就有菊花的清香,人们遂称此水潭为"菊潭"。山谷里有三十多户人家都喝这水,多居一百二三十岁而卒,下者也有七八十岁,宋代诗人苏辙也曾有"南阳白菊有奇功,潭上居者多老翁"的赞美诗句。

菊花不仅品种繁多,色彩丰富,姿态万千,而且总是在深秋百花枯萎时节傲霜独放,因而深得广大人民群众的喜爱。内乡县人民世世代代种菊,爱菊,饮菊花水,食菊花饼,泡菊花酒,秋日登菊花山,采菊赠友,早已形成一种独特的风俗。后世人就称内乡县为"菊花之乡"或"菊潭古治"。

1984年12月12日,内乡县人民代表大会常务委员会以内常发〔1984〕25号文件做出决定把菊花作为内乡县的县花。

现岈岖镇水沟村的九峰山大规模种植郦邑贡菊,一朵一杯,花型漂亮。

贡菊茶有"清、甜、润"三大特质,可消暑、生津、祛风、润喉、养目、护肝、解酒,曾获河南省军创产品大赛一等奖,为馈赠亲朋好友的佳品。

二、宝天曼国家级自然保护区

宝天曼国家AAAA级景区地处夏馆镇境内,是河南省第一个世界生物保护区、全国植草科普基地、世界地质公园,药用植物1 055种,是生态旅游和野生中药材研习的基地。

三、云露山旅游景区

地处马山口镇的云露山是国家AAAA级景区,整个景区以药王文化为内涵,被河南省教育厅定为中医药文化研学实践教育基地。

四、二龙山风景区

二龙山为国家AAAA级景区,地处板场境内。集风景、汉文化、道教文化、佛教文化于一身,景区有四百余种中药材,景区有丰富的中药食材和舒适别墅,是养生度假的绝妙去处。

五、内乡县中医药文化宣传教育实践基地

湍东镇与中医院联合建设内乡县中医药文化宣传教育实践基地,集中药材标本展示、示范种植、产业发展、中药技术展示与体验、中医药历史展示集一身,担负中医药文化传承教育与研究康复养生、中药材产业发展、乡村振兴等社会责任,是中医药创新形式发展的旗帜舰,吸引不同阶层、不同年龄前往学习、观赏和体验。

六、薪火相传、古老传奇的内乡中医

内乡县中医院始建于1956年,前身为私人诊所,是一家中医主导、兼顾西医,集医疗、教学、科研、预防、保健、康复于一体的综合性二级甲等中医医院。内乡县中医院为"河南省重点县级中医院""河南省中医脑病科研网络协作医院""河南中医药大学第三附属医院对口协作医院"。医院设备先进,技术领先,现有开放床位180余张,其中有多个省市重点专科,特别是富有中医特色手段的神经康复科、肛肠科、骨外科、急诊科、疼痛科、儿科、甲状腺病一体化诊疗中心和灸疗中心,在菊乡及宛西声名远播。内乡县中医院长期坚守"真中医、医真中"的职业追求,其技术骨干多出身中医世家,薪火

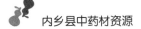

相传,有中医世代传人,也有民间工艺后裔,更有千年"树王"之后,同门共赴一线力战疫情的佳话。

七、千年银杏,同门抗疫

银杏,是银杏科、银杏属植物。为中生代孑遗的稀有树种,系中国特产。性平、味干苦涩,入肺、肾经,抑制真菌,抗过敏,通畅血管、改善记忆、延缓衰老、耐缺氧、抗疲劳。银杏树,又名公孙树,别名白果,落叶乔木。该树从栽到结果需20年,40年才大量结果,能活千年以上。银杏是树木类的"老寿星",俗有"公公栽树,孙子摘果"之说,故名"公孙树",又被称为活化石植物。在赤眉镇朱陈村弹琴河下游东岸有棵千年银杏古树,俗称白果树,树龄已有1700多年,枝干胸襟2.3 m,胸围10.5 m,树冠直径20多米,树高23 m,所在村庄叫白果树村。

这棵白果树雄伟高大,遮天蔽日,古树苍劲,令人敬仰,堪称"宛西一宝"。1992年被列为县级保护文物。2007年被列为国家一级古树,实行挂牌保护。

白果树庄许氏一族,现五代为医,从医人员达十余人,服务从省市延展到乡村,均在临床一线。去年疫情肆虐,许氏同门10人参与一线抗疫,在当地传为佳话。内乡县中医院主任医师许文振,获河南省优秀共产党员、河南省抗击新冠肺炎疫情先进个人,引领中医专家研究筛选中医药防治方案,鼓励家族中医从医人员积极参与抗疫一线,成绩斐然。

八、六代世医,痔瘘专科

内乡县余关乡谢寨村,谢崇德谢八先后裔已是五代祖传痔瘘专科。公元1856年开始掌握了割治痔瘘外科医术。四方行医,屈指计算已有一百年的历史。他们先后自己培养接传痔瘘专科人员12员。其直系2名在内乡县中医院肛肠科工作。六世传人谢忠义一直从事肛肠外科,其祖传决明润肠茶清肝明目、润肠通便,泻火敛痔膏清热泻火、凉血止痛,有效预防痔疮发生,大大降低痔疮手术率,深受基层群众喜爱。

九、四世传承、针药协治

县城东关增寿堂,始于公元1911年,擅长针法、推拿治疗各类病痛,佐以中药散剂、汤剂,以坐堂为主,为四方百姓排忧解难。中华人民共和国成立后,并入城关镇卫生院,仍沿用以师带徒,时限于男丁。第二代传人刘世彦

（内乡县名老中医）发扬光大,积极投身内乡县中医院专科建设,现针推科刘毅山系第四代传人。刘氏针法奇特,以头针为主,根据不同部位、病症增选穴位,常得奇效。与现代颊针融会贯通,结合特色推拿,可安神、祛湿、散痹,对顽固性头痛、痛经、带状疱疹后顽固性疼痛等症有明显疗效,是内乡县中医院疼痛科一处传统景象。

十、古寨香囊

赤眉绿林起义源于连年天灾及次生疫病,而绿林军于起义次年再遭疫病突袭,军中减员过半。于是个别军士需佩戴香囊,一则辟邪健体,二则伤时取药止血,十分方便有用,军中广为效之。

后赤眉军转战至南阳内乡,扎营于当地天宝寨。刘秀称帝后,对赤眉义军进行围剿,天宝寨久攻不下,刘秀派士兵掘洞至寨中央,填埋大量火药,一举炸塌半个寨子,守寨义军大部分被炸死,小部分突围,寨西有条小河,出逃义军在此洗去眉毛的红色,遁入民间。

后人为纪念这段历史,将天宝寨称为赤眉城。清咸丰年间,商人曾半街重修寨门、寨墙,命名为赤眉古寨。城西小河因红颜料大量浸渍,遇大雨河水变红,故称洗眉河。加上当地百姓多四季佩戴香囊,被称为“赤眉三怪”:古寨剩半边,逢雨河变红,香囊四季戴。

义军把香囊四季佩戴习惯传入民间,逐渐形成当地独有习俗。赤眉坊间,不同时令佐以不同成分中药,或根据虚实寒热体质,添加相关成分中药、用于祛秽辟邪、强身健体。据传,医圣张仲景的《伤寒杂病论》也从中受益。

古时农家姑嫂女工常以香囊的花式、色彩、工艺和寓意相互攀比。如今,在赤眉镇庙沟村和琴溪湖畔仍保留香囊手工制作工艺。内乡县中医院治未病科有女性香囊非物质文化遗产传人,长期醉心香囊工艺和药物香料的研究。所研制香囊成为馈赠朋友的佳品。2020年疫情肆虐期间,内乡县中医院研制扶正辟邪香囊5万只,馈赠一线工作人员,好评如潮。香囊既可随身佩戴、又可装饰房间或爱车,不但亮相各大都市,更漂洋过海走向世界。

参考文献

[1] 周成明,靳光乾,张成文,等.80 种常用中草药栽培 提取 营销[M].
3 版.北京:中国农业出版社,2015.

[2] 江苏新医学院.中药大辞典:上[M].上海:上海科学技术出版社,1977.

[3] 蒋学杰,卢世恒.紫菀标准化种植[J].特种经济动植物,2011,14
(01):37.

[4] 中国人大网.中华人民共和国中医药法[EB/OL].(2016-12-25)[2020-
10-07]http://www.npc.gov.cn/zgrdw/npc/xinwen/2016-12/25/content_
2004972.htm.

[5] 沈凤英,李迎春,张明柱.根茎类中药材规范化栽培技术[M].北京:中国
农业科学技术出版社,2019.

[6] 路军章,魏锋.实用中草药彩色图鉴[M].北京:华龄出版社,2011.

[7] 程起有,江建荣,桑景红.河南省内乡县耕地地力评价[M].郑州:河南人
民出版社,2016.

[8] 内乡县卫生局.内乡县卫生志[M].[内乡县卫生局].2009

[9] 钟赣生.中药学[M].4 版.北京:中国中医药出版社,2016.

[10] 陈康,李敏.中药材种植技术[M].北京:中国医药科技出版社,2006.

说明:本书中部分图片来源于网络,在此向图片原作者表示感谢。由于无法联系到原作者,请原作者看到此说明与我们联系。